中醫臨床經典⑧

保嬰易知錄

吳寧瀾 撰

文興出版事業

【出版序】

本書亦名《幼科易知錄》，刊於嘉慶十七年，作者爲清代吳寧瀾，字溶堂，陽湖縣(今江蘇武進)人，是兒科醫家，其身世不詳。全書分爲上卷、下卷及補編三部分，上卷爲鞠養類，論述新生兒護理、營養事項，如拭口、洗兒、斷臍、炙臍、哺兒、襁褓等；下卷爲胎疾類；補編爲雜症類及瘡瘍類。其內容對「保嬰」事宜記載完備，且綱目清楚，簡單易懂，不僅值得臨床中醫師參考，也是爲人父母者，可備之居家育兒健康寶典。

發行人 洪心容

二〇〇五、五、二十

天地之大德曰生。而保嬰之事。則天地以生成之德寓之於人。於以繁生齒而廣絪縕之化者也。顧其間。或多舛誤。以致莫救。是生也而殺之。豈天地生生本意。亦由調攝匪治。人事失其宜耳矣。鄉先達柳堂王公既編集驗良方一書。復集育嬰之說與夫治疾之方。分為上下兩卷。顏曰保嬰易知錄。嘗披而讀之。見其條分縷析。提要鉤元。其中依症對方。率皆中正和平。剷去峻猛之品。曩 先生嘗語人曰。蓋竭數十年研究之力。用之敢效。悟於心而徵於手者。非支剽竊方書。掇拾成說者可比。洵乎救世之婆心。而保嬰之寶筏也。今者 續庭氏善承先志。謀付之剞劂。氏以公同好。而 柳堂先生救世之婆心。乃以廣布於天下。從此家有其書。舉所謂攝医治之方。燦然具在。上者融會而貫通之。固可以窺保嬰之精緼。次者按症取方。墨守其說而用之。亦不致入於歧誤。將見識求保赤。翻養咸宜。而天地生生之心。因以快然無憾焉。然則作者刊者厥功均偉矣哉。

光緒癸卯仲夏之月世姪許盡胡首拜序

先君子慷慨好施。為善最樂。而平生所尤注意者。則在保嬰一事。嘗集鞠養之說一十有五為上卷。初生之疾七十有七為下卷。題曰保嬰易知錄。紹祖受而讀之。慨然曰。先君子之仁澤及人。可謂深且至矣。古稱兒醫為啞科。最難調理。況乎胎疾。尤費揣摩。欲使人盡能醫。談何容易。今為之著其病因。明其症候。一披條領。可無過差。使誠求者能消息乎其閒固不致於有病。即病矣亦不致於束手無策。坐視呱呱者之危殆。嗚呼。可不謂之仁乎。紹祖刊先人所著集驗良方既竣。續刻此書以公之世。蓋不勝手澤之悲焉已。

光緒癸卯春二月上澣男紹祖謹識

保嬰易知錄目錄

上卷 鞠養類

下卷　胎疾類

補編 雜症類

瘡瘍類

保嬰易知錄卷上

鞠養類　　古吳柳堂王熾昌輯　男　紹祖校刊

晚生睦兆熊蔡春谷參校

拭口法

慈幼編云。保嬰諸書皆云。嬰兒在胎。口含熱物。蓋胎毒也。生下啼聲未出。急用軟帛。或棉裹指拭盡。貴在神速。遲則咽下。伏之于心。遇天行時氣。久熱不除。乃乘于心。心主血脈。得熱而散。流溢于胃。胃主肌肉。發出于外。成瘡疹之毒。世之小兒無可免者。不知病源在此。又云。分娩之時。口含血塊。啼聲一出。隨即咽下。而毒伏于命門。因致他日發爲驚風痘疹等証。此二說皆非確論。故張景岳辨之曰。嬰兒通體。無非氣血所結。

何以毒遽如是。即使咽之。亦必從便而出。何以獨留爲害。無足憑也。斯言足破千古疑案。惟是形體初成。固當爲之清禁。于未啼時。用軟帛裹指。挖去口中之血。視兒强弱。用拭口法。滌除口中毒穢。以清臟腑。誠爲初誕之要法也。

王璆選方云。以甘草中指一節許。炙碎。以水二蜆殼煎一蜆殼。以棉染點兒口中。吐出惡汁爲佳。若服一蜆殼不吐。不須更服。不問嬰兒虛實寒熱。皆須服之。　薛氏曰。用甘草法後。次用黃連法。硃蜜法。

集驗方云。初生小兒惡汁留胸膈。壅塞易生蘊熱。用黃連數塊槌碎。棉裹如嬭頭狀。湯內泡浸成黃汁。點兒口中。惡汁自下。

乳食便美。後以硃蜜法間與之。

葛氏肘後方云。好硃砂一大豆許。研細水飛。煉赤蜜和成膏。每用一豆大。乳汁化下。時時滴口中。三日內止。用三粒。臨時更看形色。若面色多青白。啼聲不響者。即不須服。

千金方云。牛黃半分。飛硃砂末三分。將濃甘草湯和蜜拌勻。旋抹口中。極能辟痰除熱。安神。然必母氣多熱。小兒肥盛者可用。清弱者不宜用也。

寶鑑云。兒紅潤。色赤。啼聲響快者。用水粉三分。漸漸令兒吮之。良久有臍糞下便佳。此法惟父母有霉毒遺害者可用。否則非宜。

聖惠方云。用甘草法後。用韭根汁塗兒唇上。乾又塗數次。

張景岳曰。用甘草法後。隨用胡桃肉去皮。嚼極爛。以稀絹或薄紗包如小棗。納兒口中。使吮其汁。非獨和中。且能養臟。最佳法也。

又曰。若母氣素寒。小兒清弱者。只以淡姜湯拭口。最能去胃寒。通神明。並可免吐瀉之患。此法最妙。人所未知。拭後用核桃法。

醫宗金鑑云。淡豆豉煎濃汁。與兒三五口。其毒自開。繆仲淳廣筆記云。以甘草三錢。淡豆豉三錢。入沸湯一碗。隔水煮。乾至一二小盃。以棉爲乳。蘸藥汁。入兒口吮之。以盡爲度。腹內有聲。去胎糞數次。方飲乳。月內永無驚風諸病。

集効方云。小兒落地時。用橄欖一箇。燒研。硃砂末五分和勻。嚼生脂麻一口。吐唾和勻。絹包如棗核大安兒口中咂之。此藥取下腸胃穢毒。令兒少疾。及出痘稀少。

證治準繩云。本兒落下臍帶。瓦上焙燥爲末。臍帶若有五分重。入硃砂。黃連。甘草各二分五釐。和勻蜜拌。或用生地當歸煎濃湯調如糊。做四五次。塗乳母乳頭上。俟兒吞之。必使一日夜吞盡。次日大便遺下穢污濁垢之物。皆惡毒也。日後不但痘稀。可免變黑歸腎之患。竟有不出者。亦無顖門不合之疾。須候臍帶落下。即便製服。在六七日間爲妙。其硃砂必須研極細末。以甘草湯飛過。此方眞保生最上一乘良法。一以解毒。一以補腎。葢臍帶乃有生之河車。係于母之命門。兩腎之所主。以腎補腎故耳。

又云。嬰兒初生至滿月內。時時取猪乳滴口中。可免驚癎痘疹之患。甚効。猪兒飲母乳。便提後腳離乳。急捋之。卽得。

張景岳曰。古法拭口。多用黃連者。不知黃連大苦大寒。小兒以胃氣爲主。安得初生卽可以苦劣之氣相犯。致損胃氣。則他日變嘔變瀉。由此而起矣。大非所宜。又陳文中曰。小兒初生。便服硃砂。輕粉。黃連。本欲下胎毒。不知此皆傷脾之藥。輕粉下痰損心。硃砂下涎損神。兒實者服之軟弱。弱者服之易傷。

反致變生諸病。此皆見理之談。不可不知。今臚列古法。俾用者消息兒體之强弱。以選擇可也。

洗兒法

產家要訣曰。三日洗兒曰洗三。其來舊矣。爲其革污穢也。然以綳裹之兒。又復解開入湯。易致感冒驚風等患。故北方生兒。多不洗浴。但以舊絮拭淨。或大小便處。以水揩抹之。最爲得法。凡遇天氣嚴寒。而兒體脆弱。不妨遲以十日半月。擇吉浴之爲妙。若畢竟要浴。出胎便洗。尙爲穩當。三日不必再洗可矣。

保生要方云。兒初生候。浴水未得。且以舊棉絮裹。置大人懷中煖之。浴後仍當如此。雖暑月。薄絮亦當漸漸去之。兒乍離母腹。最畏涼氣。預煎沸湯。以甑貯之。臨時調和冷熱洗之。不犯生水。則不生瘡疥。

醫宗金鑑云。臨浴時須擇無風密處。湯須不冷不熱。適可而止。不可久在水中。冬月恐其受寒。夏月恐其傷熱。

活幼心法云。凡一週之內。謂之芽兒。切忌頻浴。以致濕熱之氣。鬱斂不散。身生赤遊丹毒。如胭脂塗染。腫而壯熱。毒一入腹。則肚脹哽氣。以致殺兒。更有洗後失護。爲風邪所傷。身生白流。腫而壯熱增寒。鼻塞痰嗽。故芽兒切忌多浴。

證治準繩云。浴訖以粉摩之。或以光粉蚌粉撲身。然後包裹。能辟邪。收濕。散氣。

又云。浴兒不可先斷臍帶。候洗了方斷。不致水濕傷臍。可免臍風臍瘡等症。尤不可用水打濕臍帶。

大生要旨云。兒初生。兩乳必有餅子。須時常揉撮。揑去乳汁。以散爲度。否則腫硬成毒。如初生洗浴時。即將兩乳頭各捻數把。即無此患。

馮氏錦囊云。浴湯煮以金銀丹砂。虎頭骨。則除驚癇客忤。煮以麥門冬。荆芥。銅鐵鉛錫。則安心神。除惡氣。證治準繩云。以桑槐榆桃柳各取嫩枝三寸長者。二三十節。煎湯。入猪胆汁二三枚。浴之。或以桃梅李楮根葉煎湯浴之。均令兒不生瘡疥。

簡要濟衆方云。以益母草半斤。剉細煎湯。溫溫浴之。能除百病。

選擇經云。寅卯酉月吉。壬午丁未癸巳日凶。不能上三日。勿犯下三日。

斷臍法

造道集云。初生兒宜洗淨。則燥血不留于摺路之間。可令皮膚光澤。然後剪臍。臍乃初生命蒂也。剪之宜長。用粗線縛緊。剪不長。多生臍風。縛不緊。陰間虛腫。

產家要訣云。兒出胎。洗畢。斷臍帶。須將汁令盡。否則寒濕入腹。或作臍風。又須于近臍六七寸處。以線緊紮。以帛包裹。以口咬斷。蓋裹緊則兒血不貫于胞底。自然癟縮勿脹而易下。卽或延緩數日。亦無大礙。口咬則斷臍不犯乎刀剪。自無冷氣內侵。可免腹中弔痛之虞。如或天時寒冱。坐草艱難。子母勞傷元氣者。用火熏臍。法見下卷初生不啼方內。千金論云。須令至兒足趺上爲度。造道集云。剪之宜長尺有二寸。

千金論云。臍帶中多有蟲。急剔撥去。不爾入臍成疾。

寶鑑論云。斷臍若用剪刀。先于懷中令煖。

炙臍法

繆仲淳廣筆記曰。兒初生不可剪臍帶。留胞寸許。剪。連臍帶上。如法紮緊。卽將軟帛貼臍帶根縛住。待三朝用麪和水成薄餅。置兒腹。穿臍帶于麪上。將陳斷艾火炙臍帶近臍處。或三炷。或五七炷。炙須下帳避風。炙畢。仍將臍帶包紮好。聽其自脫。七日方脫者。元氣足也。必效方云。此法試之甚良。可用之無慮。

裹臍法

千金論云。治白練令柔軟。方四寸。新綿厚半寸。與帛等合之。裹臍。調其緩急。急則令兒吐哯。不可輕解。倘兒怒啼不已。或衣中有刺。或臍燥刺腹。更當裹臍。冬時須閉戶下帳。燃火令溫煖。卽夏月亦須無風密室。仍以濕粉敷之。

大生要旨云。裹臍須將臍帶盤作一團。用枯礬末摻于帶上。帶雖長。多摻桔礬末。暑月亦不爲害。以棉紙封蓋。軟絹裹束。日日須要照看。勿令兒尿浸濕。小兒初生。最重裹臍。稍有不慎。爲風寒濕所乘。致成臍風噤口撮口等惡症。一臘見之。便不可治矣。可忽乎哉。

藏衣法

崔氏曰。兒胞衣。須用清水洗之。弗染諸垢。次以清酒淨之。乃納錢一文于衣內。盛于新瓶內。以陳石灰實之。青帛裹瓶口。密密緊蓋。且置隱處。待三日後。然後依月吉地。向陽高燥處。入地三尺埋之。瓶上土厚牢築。令兒長壽智慧。若藏衣不謹。爲猪狗所食。令兒顛狂。蟲蟻所食。令兒患惡瘡。犬鳥食之。令兒兵死。若近廟祉。令兒見鬼。近深水污池。令兒溺死。近故竈旁。令兒驚惕。近井傍者。令兒聾盲。棄道路街巷者。令兒絕嗣。當門戸者。令兒聲不出。耳聾。著水流下者。令兒青盲。棄于火裏者。令兒爛瘡。著林木頭者。令兒自絞死。如此等忌。葢亦銅山西崩。洛鐘東應。一氣感通之理。愼勿視爲迂遠而忽之。

論藏衣方位云。須于天德月空處埋之。天德方。正月丁方。二月坤方。三月壬方。四月辛方。五月乾方。六月甲方。七月癸方。八月艮方。九月丙方。十月乙方。十一月巽方。十二月庚方。月空方位。單月在丙壬。雙月在申庚。再擇時憲書吉日。與兒本命無冲無尅者。用之可也。

挑口法

嬰兒至要云。小兒出胎。氣血收斂。則口內上腭齒根喉舌皆淨。若氣血不斂。胎毒上攻。無不先見於口內者。或有泡生於上腭懸癰之前。初起白色。纔則赤色。最爲惡候。急以指爪摘去其頭。或以針刺之。潰去惡血。速以帛拭淨。毋令下嚥。此爲第一要著。次看齒根上。有白泡如半粒米狀。急以銀針挑去。再看齒根上。有黃筋兩條。以葦刀輕輕割斷。以洩惡血。或舌上白屑堆聚。以手指纏亂髮拭淨。若舌根有膜裹舌。如蘆籜盛水狀者。以針破之。洩其氣。如舌下有膜如石榴子樣。或如蟲形。急以針刺之。其針向兩旁挑破。不可用正針深刺。傷其本路。以上各症。刮淨刺潰之後。以甘草湯紋淨。再用桑樹皮白汁。或陳京墨。或白殭蠶研末。頻頻塗之。或選用拭口諸解毒法。可保無虞。倘父母姑息。爲兒護疼。不爲刺刮。毒無洩路。速則變成臍風。噤口。撮口等惡症。百無一生。遲則致成內釣盤腸驚搐之險。挽救莫及矣。或謂小兒口病。挑動則有病必挑。非此不可。最爲費事。殊不知挑口一法。能洩胎毒而無傷元氣。較服峻厲之藥。萬分穩妥。安可輕視。

剃頭法

醫宗金鑑云。兒滿月剃頭。須向密室溫煖處剃之。爲其氣血未盈。寒風易入。剃頭後須用杏仁三枚。研細。入薄荷三葉。再同研。將麻油滴三四點。合膩粉拌勻。擦頭上。能避風邪。免生瘡癬熱毒兒也。

乳兒法

育嬰家祕云。兒初誕。用拭口解毒法。腹響。胎糞必下。落地一週時。方可與乳。若產母乳汁未行。必擇乳婦壯年體强。乳汁濃白者。徐徐乳之。產母乳汁既行。必先揉去宿乳。此乳不可乳兒。蓋積滯之氣。恐損兒也。

又云。凡兒吮乳。初則乳汁漸行。其來尚緩而少。久則如泉湧急而且多。急取出之。恐兒氣弱。吞咽不及。錯喉噴吐。傷胃氣也。

千金論云。凡乳兒不可過飽。飽則溢而成嘔吐。大飽以空乳吮之。即消。若乳來多猛。取出接後再乳。切須乳時。先捏去宿熱乳。然後乳之。如乳母欲臥寐。當以臂枕之。令乳與兒頭平。母欲睡著時。即奪其乳。恐其不知飽足。致成嘔吐。且恐睡熟悶兒口鼻致死。父母交合之間。兒臥于側。或驚起不可乳兒。蓋氣亂未定。必能殺兒也。

巢氏云。小兒啼未定。氣不調。母不可與以乳。飲蓋恐乳不得下。停滯胸膈。則為嘔吐也。

大生要旨云。月內小兒。不可聞啼即抱。一啼便乳。須令啼哭。則胎中所受熱毒。從此而散。胎中驚風。從此而解。則期月之間。無重舌。木舌。口噤。胎熱之疾。

保生要法云。小兒初生。若多睡。勿強與乳。自然長而少病。

顱顖經云。夜間兒乳。母起身坐抱兒餵之。勿側卧乳兒。乳後抱兒。使其身直。恐軟弱傾側。致乳溢出也。不爾皆令兒病。

又云。每清早睡醒欲飲乳。皆須捏去宿乳。

又云。乳汁沸投地。螘蟻食之。令乳無汁。可沃東壁上佳。

又云。夏不去熱乳。令兒嘔吐。冬不去寒乳。令兒瀉痢。

聶氏曰。夏中熱盛。乳母浴後。或值兒啼。不可與乳。使兒成胃毒。秋成赤白痢。浴後必須定息良久。捏去熱乳。然後乳之。

朱丹溪曰。乳子之母。尤宜節謹。飲食下咽。乳汁便通。情慾中動。乳脈必應。病氣到乳。汁必凝滯。兒得此乳。疾病立至。不吐則瀉。不瘡則熱。或爲口糜。或爲驚搐。或爲夜啼。或爲腹痛。病之初來。其溺必少。便須詢問隨證治母。母安亦安。可消患于未形也。

保嬰家祕云。乳兒之母。當淡滋味。一切酒麪肥甘熱物。瓜菓生冷寒物。皆當禁之。又須愼七情。調六氣。以養太和。葢母强則子强。母病則子病。母寒則子寒。母熱則子熱。故保嬰者必先保身。

孫兆曰。喜乳令兒上氣顛狂。亦令兒生痰喘急。或生驚。

千金翼云。怒乳令兒生氣。扁鵲云。女子則腹脹。

史記華陀論云。乳氣寒虛冷。故令兒便青而啼。千金翼云。令兒咳嗽。

千金翼云熱乳令兒面黃不食嘔吐張氏云熱乳傷損肺氣令兒龜背。

寶鑑云氣乳令兒面黃白乳哺減少夜啼哯乳。

又云病乳令兒黃瘦骨蒸盜汗嗞煎夜哭及生諸疾。

靈祕云壅乳令兒成痰涎涎壅生驚寶鑑云壅乳成乳癖又吐逆生痰。

寶鑑云魃乳令兒臟冷腹急而瀉胸背皆熱夜啼肌瘦一如積塊。

千金翼云醉乳令兒熱腹急痛扁鵲云醉淫隨乳兒恍惚多驚。

寶鑑云。乳母淫佚情亂。令兒吐瀉身熱。啼叫如鴉。不治。

倉公曰。當風乳兒。風冷入肺。則令咳嗽。

心鑑云。夜露下飲兒。冷氣入咽。不散多成嘔逆。

眞訣云。大勞大飢之後。不俟氣息稍和。卽以傷乳與兒。令兒成疳。

朱丹溪曰。乳母致病。事起于默。人多玩忽。醫所不知。故乳母稟受之厚薄。性情之緩急。骨肉之堅脆。德行之善惡。令兒相肖。大有關係。不可不愼也。

醫藥源流云。調攝小兒之法。病家能知之者。千不得一。蓋小兒純陽之體。最宜凊冷。今人非太煖。卽太飽。而其尤害者。則在于有病之後。而數與之乳。乳之為物。得熱則堅紉如棉絮。況兒有病。則食乳甚稀。乳久不食。則愈充滿。吮則迅疾湧出。較平日之下咽更多。前乳未清。新乳復充塡。積胃口。化為頑痰。新舊相結。諸脈皆閉而死矣。譬如常人平日食飯幾何。當病危之時。其食與平時不減。安有不死者哉。然囑病家云。乳不可食。則羣相訝曰。乳猶水也。食之何害。況兒虛如此。全賴乳養。若復禁乳。則餓死矣。不惟不肯信。反將醫者訴罵。其餘之不當食而食。與當食而反不與之食。種種失宜。不可枚舉。此小兒之所以難治也。

蘭臺軌範云。兒病卽宜少與乳食。若似驚風。卽宜斷乳。如欲食。

與米飲一勺。必欲食乳。須先將乳擠空。然後以空乳令吮。否則乳下喉中。即成頑痰。雖神丹無效。俟少安。漸與乳可也。

蘭閫口議云。乳之性見酒則凝。試將牛乳一碗。加陳酒一小盃。攪和蒸一沸。乳凝如腐。物性然也。飲乳之兒。父母愛之。戲以酒滴兒口中。往往漸成乳癖驚癇疳積等症。可不慎哉。

育嬰家祕曰。養子之道。當擇乳母。必取無病婦人。肌肉豐肥。性情平和者爲之。則其乳汁濃厚甘美。瑩白溫和。于子有益。如病寒者乳寒。病熱者乳熱。病瘡者乳毒。貪口腹者則味不純。喜淫慾者則氣不清。何益于子。故宜遠之。

活幼心法云。小兒三週後。必當斷乳。否則脾多濕滯。納穀不旺。

易生痰壅洩瀉等症。致兒柔脆難養。

哺兒法

葛氏肘後方云。小兒三日應開腹助穀神。壯胃氣。用粟米煮爛。研如乳汁。與大豆許。慎不可與襍藥也。

千金論云。兒哺早不勝穀氣。令頭面體生瘡。愈而復發。又尫弱難養。三十日後。雖哺不多。若不嗜食。强與之不消。復生病。哺乳不進。腹有疾癖。節哺數日自愈。

保生碎事云。乳者嬭也。哺者食也。乳後不得與食。哺後不得與乳。乳食相併。難以尅化。大則成癖。小則成積。痞氣自此始矣。

慈幼外編云。或曰。小兒無傷乳法。即乳滿而溢。亦無大害。惟與食併。則乳裹食不化。遂成痰癖。是傷食。非傷乳也。故小兒以乳爲主。三歲後方可食糕粥。五歲後方可食葷腥。則一生永無脾胃之疾矣。

大生要旨云。小兒半歲以前。只與乳吃。六箇月後。方與稀粥。週歲以前。切不可吃葷。併忌生冷之物。待一二歲。腸胃稍厚。署與葷吃。養子眞訣云。吃熱莫吃冷。吃軟莫吃硬。吃少莫吃多。自然無恙。故凡粘膩乾硬。酸醎辛辣。一切魚肉水菓濕麪燒炙煨炒煎煿。俱是發熱難化之物。皆宜禁絕。小兒無知。見物卽愛。豈能知節。節之者父母也。父母不知禁忌。畏其啼哭。無所不與。積成痼疾。追悔莫及。雖曰愛之。其實害之。語云。惜兒須惜食。又云。若要小兒安。常帶三分飢與寒。皆至言也。

保產輯要云。生兒缺乳。不得不喂以穀食。母細嚼以手喂之。不可以口對口餵之。致生疳疾腹脹。

景岳全書云。小兒飲食。有任意偏愛者。無不致病。所謂爽口味多終作疾也。極宜慎之。嘗見王隱君曰。予幼時酷嗜甘飴。忽一日見飴中有蚯蚓伸頭而出。自此不敢食飴。至長始知長上爲之。此可爲節戒之妙法。

錢乙云。兒多因愛惜太過。三兩歲猶未飲食。致脾胃虛弱。平生多病。半年後。煎陳米稀粥。粥面時時與之。十月以後。漸與稠粥爛飯。以助中氣。但不與乳併。自然無病易養。

馮氏錦囊云。凡兒切忌食肉。否則脾胃乃傷。若再甘甜麵食不禁。則令疳虫痢積。若食腰子心血腦髓之類。則令走馬疳候。若食葱韭薤蒜。則令心氣鬱結。水竇不通。三焦虛熱。神情昏昧。若食飛禽瓦雀。則生瘡疥瘑癬。燥渴煩悶。若食螺螄蚌蜆鰻鼈蝦蟹等類。則令腸胃不禁。或泄或痢。至于鷄肉過食。則生蚘虫。尤宜切忌。

眠兒法

瑣碎錄云。小兒同毋睡時。切忌鼻風口氣。吹兒顖門。恐成風疾。

慈幼編云。凡兒小有停滯。於臥後。用手順摩其腹。自胸至臍下。輕輕摩至百數。能順氣消食。

馮氏錦囊云。眠兒以甘菊花瓣實枕。以其能清頭目也。

恬嬰方云。臥兒糸及舊布多層。襯兒受尿。輪流洗晒最妙。有用布袋盛稻柴灰以收濕者。若甫離竈灰。火毒未出。兒中之必生丹毒驚癇等惡症。必須將灰篩淨。預貯數日。然後用之庶乎無碍。

察微錄云。臥兒冬用木桶。夏用竹筐。必須直身向明而臥。倘背明向暗。則兒眼仰看亮光。易致目精上竄。臥旁切近之處。不可有悅目引看之物。致兒側視。目精左竄右竄。兒帽前亦不可用五彩之飾。亦恐惹兒仰視也。

襁褓法

千金論云。衣兒用父故衣。女用母故衣改作。用故絮。弗使新棉。切不可過厚。恐令兒壯熱。生瘡發癇。皆自此始。琢玉篇云。富貴之家。不宜爲兒新製綾羅華麗之服。當知爲兒惜福。

大生要旨云。初生小兒未剃胎頭。不與戴帽。則自幼至長。雖于傷風。永無鼻塞拖涕之疾。

巢氏病源云。小兒始生。肌膚未實。宜單衣不宜煖衣。煖則筋骨緩弱。易發瘡瘍。宜舊絮不宜新棉。恐汗出表虛。易受寒邪。宜見地氣。尤宜見風日。不見地氣風日。則肌膚柔軟。易得損傷。嘗見富貴之家。重茵疊被。日在懷抱中。雖數歲亦未能行。而田舍小兒。終日暴露。或飢或寒。絕無他病。譬如草木生於深山大澤中容易合抱。至園圃奇材異卉。縱加培植。多有秀而不實者。豈貴賤之理有異哉。

馮氏錦囊云。凡寒則加衣。熱則除棉。過寒則氣滯而血凝。過熱則汗出而腠裏泄。以致風邪易入。疾病乃生。更忌解脫當風然無風日煖。又當抱出遊戲。又不可置之地間。令著地受寒。葢五臟俞穴皆係于背。肺臟尤嬌。風寒一感。毫毛畢豎。皮膚閉而爲病。咳嗽喘嘔。肚熱增寒。故兒最要背煖。肚者。脾胃處也。胃爲水穀之海。脾爲健穀之司。冷則物不腐化。致多腸鳴腹痛。嘔吐泄瀉。故兒更要肚煖。足係陽明胃脈所絡。故曰寒從下起。故兒更要足煖。頭者。六陽所會也。況腦爲髓海。涼則堅凝。熱則疏泄。或顖顱腫起。頭縫開解。目疾頭瘡。故頭宜涼。
心屬離火。若外有客熱。則內動心火。表裏合熱。輕則口乾舌燥。腮紅面赤。重則啼叫驚掣。多燥渴煩。故心胸宜涼。

小兒精要云。初生小兒。不得用油膩手繃裹。春忌覆頂裏足。夏忌飲冷食冰。冬忌火炙衣被。

證治準繩云。嬰兒又當習薄衣之法。當從秋初習之。不可以養夏卒減其衣。則令兒中風寒。所以從秋初習之者。以漸稍加。如此則必耐寒。冬月但當著夾衣及衲衣之類。極寒則漸加以舊棉。若乃棉衣既厚。更與火烘。則寒未外侵。而熱先入裏。非徒無益。而反害之。

丹溪曰。小兒過用棉絹温煖之服。以致陽氣不舒。因多發熱。即至長年。下體勿令過煖。蓋十六歲以前。氣血方盛。如日方升。惟陰常不足耳。下體主陰。得寒涼則陰易長。過温煖則陰暗消。故曲禮曰。童子不衣裘裳。

錢乙曰。小兒衣裳被衲。日晒日收。不宜在外過夜。古書云。天上有飛星惡鳥。不可干犯。小兒染著戾氣。生無辜疳。如遇失收。當用醋炭熏過。方可衣之。若誤著。兒啼叫不絕。須即換下。所著衣服。亦用醋炭烘之。太陽照之更妙。

提抱法

大生要旨云。兒初生。形骸雖具。筋骨甚柔。氣質未實。猶木之柔條軟硬。可使或曲或直。或俯或仰也。故百日之內。不可豎抱。豎抱則易于惹驚。且必頭傾項軟。有天柱倒側之虞。半歲前不可獨坐。獨坐則風邪入背。脊骨受傷。有龜背傴僂之疾。

張渙曰。兒生六十日後。則瞳子成。而能笑認人。切忌生人懷抱。及見非常。百日則任脈成。自能反覆。一百八十日則尻骨成。母當令兒學坐。二百四十日則掌骨成。母當扶教匍匐。三百日則髕骨成。母當扶教兒立。過歲之後則膝骨成。母當扶教兒行。皆育兒一定之法。若日捧懷抱。不見風日。不著地氣。以致筋骨緩弱。數歲不行。一少失護。疾病乃生。此皆保育太過之失。

育嬰家祕云。小兒專愛一人懷抱。見他人則避之。此神怯弱也。抱之則喜。放之行坐則哭者。此氣血虛也。

雜護法

慈幼編云。凡小兒初有知識。不可令小廝婦女領出外頑。耍易致驚嚇。且言語戲笑。便有一種下流習氣。即蹉跌受驚。亦不使知。誤事不小。切不可離大人左右。至乳母須時加覺察。睡臥早起。皆宜親看。不可托人。每見乳母作弊。外人盡知。主母不覺。兒受夭枉者多矣。

馮氏錦囊云。凡戲謔之物。不可恣樂。刀劍凶具。無使摸捉。莫近猿猴。近則傷意。莫抱鵶雀。抱恐傷眼。男方學語。勿令揮霍。會坐勿久。令腰似折。行莫令早。筋骨柔弱。雷鳴擊鼓。莫爲掩耳。睡臥須節。須令早起。飲食休過。衣勿重襲。常食蔬羹。休哺美味。甘肥酸冷。姜蒜瓜菓。油膩生茄。切勿過食。夜莫停燈。晝莫說鬼。睡莫當風。坐莫近水。笑極與和。哭極與喜。笑哭之後。莫卽與乳。

大全云。大人與小兒嬉戲。揑其腮頰。則令小人淌口水。

育嬰家祕云。小兒神氣衰弱。勿見非常之物。或見未識之人。或聞鷄鳴犬吠。或見牛馬禽獸嬉戲驚嚇。或聞人之叫呼雷霆烧爆之聲。未有不驚動者也。易成客忤驚癎之病。葢心藏神。驚則傷神。腎藏志。恐則失志。大人皆然。小兒爲甚。凡小兒嬉戲。不可妄指他物作虫作蛇。以嚇止之。小兒啼哭。不可令人裝扮欺詐。以止其啼。使神志昏亂。心小胆怯。成客忤也。

又云。小兒玩弄嬉戲。常在目前之物。不可强奪去之。則令生怒。但勿令弄刀劍。啣銅錢。近水火。入廟堂。見鬼神耳。

田氏曰。小兒過煖生熱。熱極生風。提抱生癖。餵飼生癖。最宜慎之。

養子眞訣云。乳子須調護。看承莫縱弛。乳多終損胃。食舊即傷脾。衾厚非爲益。單衣正所宜。無風頻見日。寒暑順天時。

生生編云。小兒不可就瓢及瓶中飲水。否則令兒言語多訥。

馮氏錦囊云。凡母抱兒。切勿哭泣。淚入兒眼。令兒眼枯。

育嬰家祕云。小兒能言。必教之以正言。如鄙俚之言。勿語也。能食則教之恭敬。如褻慢之習。勿作也。能坐能行則扶持之。勿使傾跌也。宗族鄉黨之人。則教以親疎尊卑長幼之分。勿使謀嫚也。言語問答。教以誠實。勿使欺妄也。賓客往來。教以拜揖迎送。勿使退避也。衣服器用五穀六畜之類。遇物則教之。使其知之也。或教以數目。或教以方隅。或教以歲月時日之類。如此則不但無疾。而知識亦早矣。

慎疾法

錢氏曰。小兒氣血未充。而一生盛衰之基。全在幼時培養之得失。故飲食宜調。寒溫宜適。若在期內。斷然生不得病。須知小孩身體微弱。臟腑柔脆。豈堪先以疾害。摧其生機。繼以藥困。復遭厝毒。精神暗耗。戕賊早步。能保長生乎。

疾呼錄云。小兒無病。切忌服藥。否則遇疾無效。

張景岳曰。小兒偶因寒熱不調。柔弱肌膚。最易感冒發熱。不必用藥。但于熟睡之時。夏以單被。冬以綿被。蒙頭鬆葢。勿壅其鼻。但以稍煖為度。使其鼻息出入。皆此煖氣。少頃則微汗津津。務令上下稍透。則表裏通達。而熱自退矣。若寒天衣被冷冽。汗不易得。則輕摟著身。赤體相貼。而上覆其面。則無有不汗出者。此至妙之法。百發百中者也。若寒邪甚者。兩三微汗之。無有不愈。此法行于寅卯之時。則汗易出。而效尤速。

張渙曰。乳母須每日三時。摸兒項後風池若壯熱者。卽須熨之。使微汗而愈。諺云。戒養小兒謹護風池。風池在頸項筋兩轅之邊。

保嬰撮要云。幼科有拏掐法。乃按摩之變也。小兒未週歲。難以藥餌治誠宜之。然可以治外邪。而不能治內病也。可以治小病及氣實者。如大病氣虛者。用之無益也。爲父母者宜知之。

指南云。小兒諸病。如發熱無汗。煩燥神昏譫語之頃。或戢汗大汗將止之時。或嘔吐泄瀉之後。或痙厥漸甦。或便久閉而適然大便。或灌藥之後。斯時正元氣與病邪交戰之際。若能養得元氣一分。卽退一分病邪。此際小兒必有昏昏欲睡懶于言語。氣怯神弱。身不轉動之狀。此正當養其元神。冀其邪退正復。乃病家父母偏于此際張惶驚恐。因其不語而呼之喚之。因其䠶睡而頻吽醒之。因其不動而搖之拍之。或因微有昏譫而必詳詰之。或急欲以湯飲進之。或屢問其痛癢之處。嘵嘵不已。使其無片刻安甯。如此必變輕爲重。變重爲死矣。

更有豪富之家。延醫多人。房中聚集者多人。或互談病情病狀。夜則多燃燈燭以照之。或對之哭泣不已。或信巫不信醫。祈禱疊興。舉家紛擾。此非愛之實以殺之也。

活幼務言云。小兒有疾。口不能言。脈無可診。名曰啞科。醫者不可不究其病源。而主家亦須詳審而明言之。愚者拱默而令醫師切脈。以試其知病否。是以兒命爲鵠也。孫眞人云。未診先問。最爲有準。蘇東坡云。只圖愈疾。不欲困醫。徐氏曰。小兒致疾之由。有婢媼明知而不敢言者。當委曲善詢之。若加以聲色。是鍼其口也。旨哉斯言。

醫學源流論種痘云。種痘之法。此仙傳也。有九善焉。凡物欲其聚。惟痘不欲其聚。痘未出而强之出。則毒不聚。一也。凡物欲其多。痘欲其少。强之出必少。二也。凡物欲其大。痘欲其小。强之出必小。三也。不感時痘之戾氣。四也。擇天地温和之日。五也。擇小兒無他病之時。六也。其痘苗皆取種出無毒之善種。七也。凡痘必漿成十分。而後毒不陷。種痘之漿。五分以上即無害。八也。凡痘必十二朝成靨。并有延至一月者。種痘則九朝已回。九也。其有種兒死者。深用悔恨。不知種而死者。則自出斷無不死之理。不必悔也。至于種出危險之痘。或生痘毒。此則醫家不能用藥之故。種痘之八。更能畧知治痘之法。則尤爲十全矣。

種痘訣云。夫痘者胎毒也。根于先天。發于時氣。內外合邪。兩難分解。吉少凶多。天生天殺。無可如何。自有種痘之法。去險履平。避危就安。有參贊化育之功焉。以苗引毒。同氣氤氳。益發于小兒安甯無病之時。外無客邪。鼓動血氣。內無積滯。壅閉經絡。可免癢塌悶亂之虞。且正氣內守。稍干禁忌。尚無妨碍。

脫痂絕無瘢痕。口鼻亦無殘廢。誠神功也。亦仁術也。其法有水種。旱種。衣種。漿種之異。爲水種最屬平穩。其法擇上等痘痂。和水研細。新綿濕裹。分男左女右。納兒鼻孔。時時看守。倘小兒用手拈出。或被噎出。急將苗塞鼻內。不可稍緩。恐洩苗氣。下苗後。以六個時辰爲度。然後取出。如天氣尚寒。多留數刻。若時令已煖。少留數刻。要在臨時斟酌。苗順亦順。醫者之選苗最爲第一要著。而尤貴得時則種。春季爲上。秋冬兩季次之。夏季斷不可種。即可種之時。亦有不可種者。如春應溫而反寒。夏應熱而反涼。秋應涼而反熱。冬應寒而反溫。是皆天時不正之厲氣。小兒調理未遑。敢言種痘乎。又値正痘初行疫邪方熾之時。尤當避其銳氣。必當俟大勢稍平。時氣就和。再爲議種。方保萬全。若旣種之後。忽爾寒暄。此則所遇不齊。偶爾變氣。出于意外。是在保護者之謹之又謹。以保無虞。

種痘之期。下苗後。大約七日始發熱。發熱三日而見點。見點三日而出齊。出齊三日而灌漿。漿足三日而回水結痂。而大功成矣。或因苗氣透洩。或因兒體壯實。艱于傳進。胎毒深邃。不能引出。竟不發者有之。當逾十一日爲度。然後細察天時之順。兒體之實。再爲補種亦可。然補種究非全策。不可孟浪也。卽初次下苗。亦當細審。凡小兒氣血沖和。臟腑均平。內無痰熱食積所傷。外無六淫之氣相侵者。方可如法種之。若病後之兒。及顏色太嬌。骨幹太弱。肌理太疎者。皆未可輕試種痘以七日為期。五臟傳遍。始發熱者常也。即遲至九日十一日而發者。亦無足怪。若發熱于五日以前。此時苗氣尚未傳到。毒何由而發耶。必因種後。適逢天行時氣。小兒感染而成。乃自出之正痘。非苗氣引出之種痘。是又不可不知。或順或逆。豈可過責醫家乎。至于保護之法。不可因種痘而忽之。倘兒之父母。行事疎忽。不知調攝。不守禁忌。不信醫藥。過于溺愛驕縱者。能無意外之變歟。

調攝法云。出痘以調攝為第一義。自始至終。不可稍忽。要不過避風寒。慎飲食而已。天氣嚴寒。覆蓋宜溫煖。勿使受寒。恐被

查本草備要。大戟一味下注痘症變黑歸腎者。用百祥膏下之方。用大戟一兩。大棗三枚同煮焙乾去戟。用棗爲丸服之名棗變百

寒氣所觸。則痘不得出。亦不可重茵疊被。使熱氣壅滯。致痘不宜發。天氣溫煖。覆蓋宜適中。恐客熱與毒相併。致增煩熱。亦不可輕易著單露體。使寒氣外侵。阻遏生發之氣。此寒熱所以貴得其平也。人之氣血。必藉飲食生化。痘之始終。全賴乎此。若飲食虧少。氣血何所資助乎。但不可過甚。若過飲。則飲停不化津液。若過食則食滯必生痰熱。所以吮乳之兒。不多乳。不缺乳。能食之兒。勿餐辛熱炙煿。勿啖黏硬生冷。勿恣意茶湯。勿使飲涼漿。食不過飽。亦不過飢。此飲食所以貴得其平也。至于寒熱飲食之外。凡舉止動作。既不可任意驕縱。亦不可過于拂逆。惟在調攝之人。耐其性情。自見苗以至落

祥丸。

痂之後。兢兢業業。善為保護。始保萬全。

禁忌訣云。出痘之家。房中最宜潔淨切忌沖犯。最喜明亮。不可幽暗。擇老成耐事之人。屢經過小兒出痘者。令其調護。不離左右。一切禁忌。俱當遵守。勿詈罵怒呼。勿言語驚慌。勿對梳頭。勿對搔癢。勿對飲食。勿對嗜酒。勿對歌樂。凡房內淫液氣。婦人經候氣。腋下狐臭氣。行遠勞汗氣。溝渠糞穢氣。諸瘡腥臭氣。砒硫蚊烟氣。誤燒頭髮氣。吹滅燈燭氣。誤燒魚骨氣。葱蒜韭薤氣。煎炒油烟氣。醉酒葷腥氣。冰麝竄烈氣。均須避之。或燒辟邪丹。或乾紅棗黃熟香。以解之。若蒼朮之氣。則太峻也。其無可解者。父母不忌房　犯之。兒痘必變輕為重。更當囑左右之人。倘值迅雷烈風暴雨之變。及鑼鈸金器之聲。大宜安定。不使兒驚。其幃帳宜謹。葢覆宜密。切勿暴動生風。再令人謹守其門。不許生人往來。不許僧道師巫孝服之人入室。至于痘兒。勿令洗面。恐生水損眼。眼鼻勿動其痂。則無眼弔鼻鼾之患。行坐勿令太早。免致腰酸脚痛之虞。能食者與鯽魚白鯗之屬。切不可與生冷瓜柿。梨橘韮蒜醋醬糍粽。鵝鴨椒姜辛辣等物。鷄子害目。不可食。百日之內。若飲酒食糟雖少必成赤鼻。以上禁忌。一切謹守則吉。稍有疎忽。每至敗事。

可種訣云。小兒面部紅潤。精彩明亮。透達印堂山根年壽。眼下口角無青暗之色。兩眼黑白分明。瞻視平正。愈看愈有神氣精光。顖不陷不塡。頭不解顱。鼻孔不小。氣濤不濁。聲音清亮。天柱骨正。頸不歪斜。骨肉相稱。又宜緊束肥不見肉。瘦不露骨。小便遠而長。腎囊小。微帶紫黑色。如荔枝殼。身無癥癖瘡疥。項無結核。腹無積聚。形氣充實。精神强健。臟腑調順。胍息和平。以上皆可種。

不可種訣云。小兒面色青白。或黧黑。痿黃。無喜色。無精彩。兩目黑多白少。白暗帶青色。視瞻歪斜。暗昧無神。顖陷顖塡。解顱。顖不合。五輭。五鞕。龜胸。龜背。鶴膝。鼻孔小。氣濁。聲音不亮。不長肉。不束骨。鬆如發麪樣。

○身體瘦無膕肉。○身有癥癖瘡疥。○腹有癖積。○項有結核。○病後元氣未復。○素有驚癇之症。○失乳之後。○氣血不足。○脾胃虛弱。精神倦怠。脈不和平。以上皆不可種。

痧家精義云。痧之與痘。原非一種。雖痘之變態多端。而痧之收斂稍易。然痧之甚者。其勢凶危。亦不減于痘。最爲可畏。蓋痧亦胎毒蘊于脾肺。故發于皮毛肌肉之間。一時傳染。大小相似。則未有不由于天行厲氣而發者。此其源雖內發。而證多屬表。總由君相二火。燔灼太陰。而脾肺受之。故其爲證。初熱一日至次日。雞鳴時。其熱卽止。止存五心微熱。漸見咳嗽。鼻流清涕。或腹中作痛。飲食漸減。到申酉之間。其熱復來。如此者四日。用手滿按髮隙處甚熱。其面上熱稍減二三分。咳嗽連聲。面燥腮赤。眼中多淚。噴嚏頻發。或忽然鼻中出血。至五日。其熱不分晝夜。六日早時。其疹出在兩頰下。細細紅點。至午時。兩手背並腰下及渾身密密俱有紅點。輕者三日。重者或五日或七日。普遍燃發。其鼻中清涕不流。噴嚏亦不行。兩頰顏色漸淡。此出疹之期也。凡疹初熱。疑似之間。切不可輕易用藥。總有他證。必待五日腮下見疹。方可藥之。其調攝之法。亦與痘等。切勿忽視。雖云疹喜清涼而惡濕。痘喜溫煖而惡涼。然疹子初出之時。亦須和煖。則易透發。蓋疹子只怕不能得出。若出盡則毒便解。故發疹紅影出于肌膚。切戒風寒。

生冷。如一犯之。則皮膚閉密。毒氣壅滯。遂變渾身青紫。而毒反內攻。煩躁腹痛。氣喘悶亂。諸證欲出不出。危亡立至。較痘尤凶尤速也。出疹有五六日不飲食。此胃爲邪氣所侵。亦爲邪氣所養。故不食亦不妨。疹已出盡。即思飲食。不可與麵食。雖粥飲亦須自少漸加。總宜食淡。不可縱口。凡辛辣厚味。助火酸收之物。咸須禁食。如酸醋胡椒。猪肉核桃。梅杏櫻桃。梨柿荸薺之類。若誤犯之。則伏慝焦紫。喘脹聲瘖。而難救矣。即疹出盡後兩月之內。若誤食雞魚。則終身皮膚粟起。如雞皮之狀。或遇天行出疹之時。又令重出。誤食猪肉。則每歲凡遇出疹之月。多有下痢。誤食鹽醋。致令咳嗽。誤食五辛之屬。則不時多生驚熱。誤食砂糖。多發疳蝕。誤食酒糟。必成赤鼻。必須一一謹守。庶無終身之患。疹之名目不一。在江蘇曰沙子。在浙江曰醋子。在江西湖廣曰麻。在山陝曰膚瘡。曰糠瘡。曰赤瘡。在直隸曰疹子。名雖不同。其證則一。但疹在痘前者。痘後必復出。惟痘後出者。方爲結局耳。凡疹後餘火刑肺。微微咳嗽。必須醫疹。延之變症堪虞。

吳氏曰。急驚之症。搐搦反張。頭搖目竄。唇動牙咬。壯熱痰潮。神昏便祕是也。當其搦搐反張之時。切忌把其手足。扳其身軀。若强力持之。致風氣流入筋絡。以致俯仰拘牽。雖生已成殘廢。當其動作之際置一竹簟。鋪之平地。使兒卧其上。任其搐搦。風力行遍經絡勢。極口止也。醒後易于頻發。宜愼防之。
景岳全書云。初生小兒。以手捻其頭摸其頤頷。不作聲者。爲無病。縱有病。以手指探其口。雖發聲而從容咂指者。其病輕。若即發聲。不咂指者。面色或青紅兼紫者。此落地受寒甚也。其病重。若牙關緊閉。不納乳或硬而不軟。其病極重也。
巢氏云。小兒在母腹中。乃生骨氣。五臟六腑成而未全。自生之後。即長骨脈。五臟六腑之神智也。變者易也。自巳生三日後。三十二日一變。亦日一蒸。即覺情性有異于前者。何也。長生臟腑智意故也。先儒又謂小兒純陽。三十二日一變。六十四日一蒸。每逢變蒸。則心熱意懶。偶觸風寒。則發熱等症作矣。

甚則驚風立至蓋此時尤宜謹愼感冒變蒸每挾外邪而易起外邪或因變蒸而易乘薛立齋曰變者上氣蒸者發熱也輕則體熱虛驚耳冷微汗唇生白泡三日可愈重則寒熱脈亂腹痛啼叫不能乳令食即吐哯五日可愈此證小兒所不免者雖勿藥可也若不熱不驚畧無證候而暗變者蓋受胎氣壯實故也張景岳曰蒸變古無其說創于西晉王叔和繼于隋唐繁于今日但余嘗見兒有保護得宜至長無病豈此子獨不蒸變乎又何以前月病爲蒸變而此月不病何一孩而先後不同乎又有暗變之說更渺茫不足信總之小兒或發熱或吐泄凡屬違和不由外感必因內傷不過將息失宜

之故。但宜謹于平時。不可惑于蒸變之說而忘致病之由也。

金鑑云。小兒足脛冷。腹虛脹。糞色青。吐乳食。眼珠青。面青白。少神。聲音弱。脈沉微者。內已虛寒。忌投涼藥。若足脛熱。兩腮紅。大便閉。小便黃赤。口渴痰稠。氣粗聲壯。脈緊數者。乃為熱症。忌投溫熱。

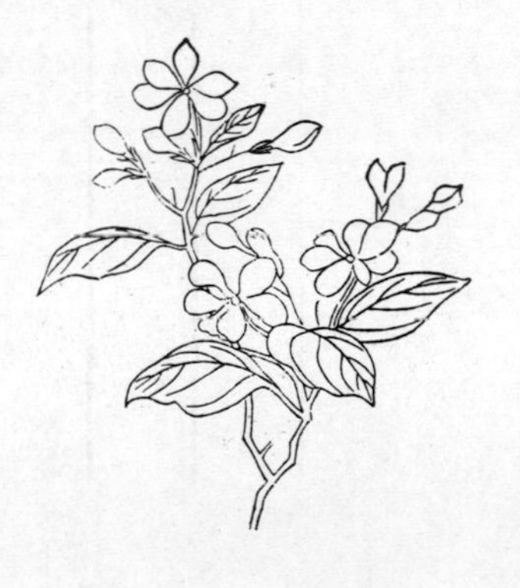

保嬰易知錄卷下

古吳柳堂王熾昌輯　男　紹祖校刊
晚生蔡雄兆熊春谷參校

胎疾類

初生不啼

或氣閉不通。或難產勞傷胎氣。或天時寒冷所致。謂之夢生。

心鑑云。切不可斷臍。以棉衣包兒離胞寸許。用苧麻紮緊臍帶。將紙條蘸麻油點火。於臍帶上緩緩薰燒。俟暖氣入臍。氣回能啼。方可斷也。

又云。將陳蘄艾灸臍帶上。暖氣透腹即生。

尊生書云。用煖臍法。氣已入腹。取一猫。用靑布裹頭目。令一伶俐婦人拏住猫頭。向兒耳邊。以口咬破猫耳。猫大叫一聲。兒卽醒矣。

外臺祕要云。由於難產少氣也。取臍帶向身。卻捋之。令氣入腹。仍以本生父母眞氣度之。

事急方。有因口噤不能出聲者。急看兒口內上腭。齒齦舌上下。如法刺之刮之令淨。其詳見上卷挑口法。

三因方云。以葱白細鞭背上。卽啼。此法似不如葱湯洗其腹。就以熟葱熨其背也。

大生要旨云。有因肛門爲脂膜所塞。閉住兒氣。故不能出聲者。以金銀玉簪。腳。輕輕透破脂膜。卽能出聲。以油紙撚套住。免其再合。參看肛門內合條。

初生無皮

胎中熱毒也。其症有三。審因而治之。

清涼膏。治父母霉毒遺害。兒上半身。或下半身赤爛。甚至紫黑者。或非因霉毒。由胎中蘊熱所致者。敷之皆效。石灰四兩。未經水濕成塊者。用水泡之。沒指半許。露一宿。面有浮起如雲片者。輕輕取之。微帶清水。視其多寡。對小磨香油亦如之。順攪成膏爲度。用鵞翎搽之。

鵞黃散。生黃栢。熟石膏。各等分。研細末。加珍珠粉尤效。濕則乾摻。乾則用猪胆汁調敷。

米粉撲法。治月分不足。週身浸漬紅嫩而光。亦有面白肢冷。

不慨赤者。早稻白米研細粉。時時撲之。

生肌散。人參。黃芪。珍珠粉各等分。時時撲之。

伏龍肝散。以伏龍肝研細末。鷄子白調搽之。

本草方。治母處高樓。不沾地氣所致者。車輾上土。研細撲之。

或用淨黃土。和黃栢敷之。或掘土坑。臥宿卽生皮。

醫通方。夏月臥兒水芭蕉葉上。

不乳

兒初生卽不吮乳。細看兒口中。照挑口法治之。再議與藥。

愼齋方。治牙關不開。不吮乳者。其噤在齒根也。南星炙研片

腦少許。二味和勻。指染姜汁。柏葉汁。和藥擦牙根。卽開。如

不效用祕方吹鼻法。

聖惠方。治能吮乳而不能咽者。其噤在咽中也。水銀米粒大與之。咽下卽愈。

又方。葛蔓燒灰一匙。和乳點之卽瘥。

卽得方治兒腹中胎糞未下。腹滿氣促嘔吐不乳。汞粉五分研細。密少許。温水調化。徐徐與之。

青蒿丸 見大治方內。

艮方。小兒熱毒內閉。數日不乳。用活蚌剖開。取水二三四茶匙服之。取蚌水法見重腭。

陳文仲方。治兒母過食寒涼。胎受其氣。令兒腹痛多啼。而色青白。丁香十枚。陳皮去白一錢。乳汁一盞。石器煎一二十沸。細細與服。

目不開

胎中熱毒。蘊于兒脾。眼胞屬脾。其脈絡緊束。故不能開也。

心鑑方。熊胆。黃連各少許。滾湯淬洗。一日七八次。如無熊胆。將黑羊胆。青魚胆代。

又方。川芎。薄荷。朴消各一錢。為細末。以少許吹鼻中。

幼幼新書。甘草一截。以猪胆汁炙透。研為末。每用米泔水調少許灌之。

生地黃湯。乾地黃。赤芍。川芎。當歸。瓜樓根。甘草。燈心三十寸。

煎湯與兒服之。
又方。治目不開。或出血。蒼朮二錢。入猪胆汁中。蒸煮。將藥氣薰眼。後更嚼汁與服。
丹溪方。以燈心。黃連。黍皮。木賊。紅棗各五錢。水一盞。煎澄清。頻洗而開。
吐不止
初生吐不止。古法指謂穢惡下咽。用鎮墜之品。恐非臟腑柔嫩者所宜。受病之源非一。當審其因以治之
大全方。治咽穢腹滿而痛者。莪茂少許。鹽一綠豆大。以人乳一合。煎三五沸。去滓。入牛黃兩粟大。服之甚效。

醫藥入門。黃連枳殼赤茯苓等分爲末。乳汁調灌之。又方。木瓜。生姜煎湯灌之。

湯氏方。治觸冒風邪。鼻塞多啼者。全葱白三枚。紫蘇莖一錢。生姜一大片。入乳兩合煎沸去滓飲之。

黃連二陳湯。治胎前受熱面黃赤手足溫口吐黃涎酸粘者。製半夏陳皮茯苓各等分。甘草黃連各三分。加生姜。水煎服。

聖惠方。田中地龍糞一兩。研末。空心以米湯下之。三服效。加木香三錢。大黃五錢。尤驗。

陳文仲方。治胎前受寒。面清白。四肢冷。口吐清稀白沫者。見方不乳。

得效方。治乳積吐。用大麥芽五錢。生姜一片。入乳煎沸飲之。

燒針丸。治吐乳痰壅者。用黃丹研末。小棗和丸如芡實大。針簽于燈上燒過。研細末。乳汁調服。一方加硃砂。枯礬等分。

不小便

胎受熱毒之氣。流於下也。內服外敷。小便自通。若生而臍腹腫脹。臍四旁有靑黑色。及撮口者不治。

豆豉膏。豆豉一勺。田螺十九個。葱一大束。同搗爛。用水芭蕉汁。調敷臍上。或將陳大麥芒一掬。煎湯飲之。

蒜螺敷法。兼治水腫腹脹。大田螺四個。大蒜五個。車前子二三錢。麝香少許。前三味同研。後入麝香。再研爲餅。每用一個貼臍中將膏藥護之。半日許。服白通一大盃。立通。

又方。白鳳仙連根帶葉熬水。乘熱浸洗外腎兩胯。立通。

單方。葱連鬚一大束。搗爛。加麝香少許。分作二包。更換熨臍下。

加味導赤散。細生地黃三錢。細木通一錢。生甘草三分。黃連三分。飛滑石二錢。赤茯苓二錢。淡竹葉廿張。燈心五十寸。水煎服之。

慎齋全書。兼治不乳。葱白切四片。乳汁半盃。瓦器內同煎沸。分四服飲之。

又方。地龍數條。去泥和蜜研敷陰莖上。內用蠶退紙燒灰。入硃砂。龍腦。麝香各一分。共研細末。用麥冬、燈、心湯。食前調服。

全幼心鑑。車前子搗汁。入蜜少許。灌之。屖水車缺內鮮車前子尤效。

又方。雄黃。牛屎滴毛數十根。煎湯一盃飲之。

藥性論。安鹽少許於臍中。以艾灸之。

雷公方見臍突。

不大便

兒生三四日不大便者。名曰鎖肚。乃胎中受辛熱之毒。氣滯不通也。其兒必面赤腹脹。不乳多啼。急用口咂法。再議與藥。

口咂法。令婦人以溫水漱口。咂兒前後心手足心並臍。其七處。每處呾三次。以得見紅色為度。

熨臍法。用連根葱一莖。生姜一塊。淡豆豉二十粒。鹽一小匙。同研爛。捏作餅子。貼臍中。烘熱熨之。用絹紮定。良久氣透自通。

田氏方。先以硬葱絍入肛門內。如不下。用硃砂水飛。南星炮。巴豆霜各等分。共為糊丸。黍米大。薄荷煎湯。灌下三丸。

心鑑方。枳殼煨去穰三錢。甘草稍一錢。以水煎服。

必效方。治大小便不通。腹脹欲死。急用白頸蚯蚓。搗爛。敷腹上。空臍孔不敷。半時許。取白馬屎和水絞取汁。灌之立通。

青蒿丸見大治方內。

備驗方見臍風。

大小便不通

胎中熱毒之甚也。急用前口咂五心臍下法。若延至七日不治。

外臺祕要。猪苓一兩。以水少許。煮鷄屎白一錢調服。亦治小便不通。

經驗方。眞麻油一兩。皮硝少許。同煎滾。冷定。徐徐灌之。

又方。輕粉三分。蜜少許。溫水化開。時與少許。亦治大便不通。

立效方。大黃酒浸。郁李仁去皮研。各一錢。滑石末一兩。搗和丸。黍米大。日服五丸。開水下。亦治大便不通。

青蒿丸

紫霜丸治方內。俱見大

以上三症。諸方參看擇用。

肛門內合

其症有二。或因熱毒太盛。壅結肛門。穀道有孔者。急服黑白散。外以手輕輕拍之。或爲脂膜遮瞞。無隙可通者。先以鉛刀。或金玉簪。刺破脂膜。急以油紙撚插入隔之。不令再合。或納蘇合丸導之。

黑白散見大治方內。

蘇合丸見大治方內。

預防口噤撮口臍風三症及治之宜急論

小兒初生三急症。曰口噤。曰撮口。曰臍風。皆惡候也。症雖有三。

病源則一。此症發於一臟之內者。方書雖有治療之法。究竟百無一生。其致病之由。總在於臍。臍者在兩腎之間。與命門相通。乃人之根帶也。衝任胃脈皆起於臍下。任脈自中而上至於人中。與腎脈合。衝脈二道。夾任脈而上。散於舌下。與脾脈合胃脈二道。又夾任脈而上。入於齦中。上下往來。如環無端。小兒初生。三脈方具。而臍爲三脈之門戶。干係尤重。所以斷臍之時。不可不慎。或剪臍帶太短。或結縛不固。致外風侵於臍中。或用鐵器斷臍。爲冷氣所浸。或浴時牽動水濕。灌入生瘡。客氣乘虛而入。內傷於腎。腎傳肝。肝傳心。心傳脾。脾傳肺。肺蘊蓄其毒。發爲臍風等症。面赤啼哭者。心病也。手足微搐者。肝病也。唇青口撮痰涎壅塞者。脾病也。牙關緊閉者。腎病也。啼聲不出者。肺病也。五症之中。畧見一二症者。病猶可治。悉見萬無活理。若能預防於未發之時。急治於將發之際。尚可挽回萬一。凡小兒墮地。視其臍帶軟者無病。如臍帶硬直者。即有臍風也。或浴後綳裹停當。即噴嚏連連者。或臍下發出青筋。或赤筋一道上行者。或大便熱者。一有見端。即爲將發之候。急抱兒向明處。視其口中。或上腭有泡。或齒根有白點。或有黃筋。或舌上白屑堆聚。或舌下膜如榴子。急遵挑口法。詳見上卷。刺之刮之拭之塗之。再視兒臍下逆上之筋。必生兩岔。於岔行盡頭處。安艾灸三壯。以截上攻之路。更灸中脘三壯。中脘穴在臍上三寸。寸以兒左手中指屈曲節盡處爲度。再灸然谷穴三壯。

又方

古板金箔二張。珍珠二分。人中黃四分。吳茱萸二分。硼砂煆四分。

穴在內踝前起。大骨下陷中。鍼入三分。不宜見血。或再於承漿穴（在下唇稜下宛之中）。頰車穴（在耳下頰骨後）。各灸三壯。以洩其毒發之標。此皆古人預防急治之良法也。若不知早為之計。病變已重而藥之。鮮克有濟矣。為兒父母者。可不慎之於始哉。

噤口

其候舌上生瘡。如黍米狀。啼聲漸小。口吐白沫。牙關緊急。吮乳不得。由胎熱內蘊。風寒外襲故也。見於七日及一月之內。曰噤口。見於百晬之內。百二十日之後者。曰噤風。風噤其實一也。

祕方擦牙散。生南星二錢。去皮臍。龍腦少許。研為極細末。用指蘸合生姜汁。放大牙根上擦之。如不開者。將藥調如稀防風五分。荊芥四分。氷片一分。右葯八味。研極細末。以生絲瓜蒂。燈草心煎湯。調敷患處。

糊。含在不病人口中。用通心筆管。插入小兒鼻孔。用氣將藥極力吹入。其關立時卽開。此法有通仙之妙。不可不知。

本草綱目方。天南星一枚。煨熟。紙裹斜包。剪一孔。透氣於口中。牙關自開。

搐鼻法。鬱金。藜蘆。瓜蒂。各等分。爲末。搐鼻中。

聖惠方。直殭蠶二條。去絲嘴。畧炒。爲末。蜜調。敷唇中。

辰砂全蠍散。辰砂五分。飛。全蠍二枚。去毒。龍腦。麝香。硼砂。各一分。爲細末。啞調。搽唇裡及齒上。

聖濟總錄。取白牛糞。塗口中。

外臺祕要。取東行牛口中涎沫。塗口中及頤上。

聖惠方。牛口中齩草。絞汁灌之。

又方。大蜘蛛一枚。去足炙焦研末。入猪乳一合和匀。分作三服。徐徐灌之。

聖濟總錄。牛黃一匙許爲末。淡竹瀝調灌之。更以猪乳滴之尤妙。

千金方。雞屎白如棗大。棉裹。以水一合煮。分二服。一方。酒研灌之。

又方。雀屎水丸麻子大。飮下二丸。

又方。以猪乳飮之。

撮口

口撮如囊爲。不乳啼低。舌强唇青。面黃赤色。氣高痰盛。乃心脾之熱受自胎中也。若是二便祕結。手足抽搐。厥冷者。不治。

五通膏。生地黃。老生姜。葱白。萊菔子。活田螺肉。各等分。共搗爛敷臍四圍一指厚。抱住久之。屁洩而愈。兼治臍風噤口。

聖惠方。小兒撮口。看舌上有瘡如粟米大。以指甲刮破。取蜈蚣搗汁敷之。如無生者。乾者亦可用。仍以厚衣包裹納母懷中。取大汗出而愈。兼治臍風。

辰砂殭蠶散。辰砂水飛五分。殭蠶一錢去絲嘴炒。蛇脫皮一錢炒。麝香五分。共爲末。蜜調敷口中。

備驗方。蟬蛻二十粒。去頭足。全蠍七枚。去毒。爲細末。入輕粉少許。和研乳汁調服。兼治噤口。

聖惠方。取蠹魚研末。每以少許塗乳。令兒吮之。

又方。兼治臍風撮口。取鼠負蟲。搗汁灌之。按。綱目曰。濕生蟲。俗名地雞地虱者。像形也。

本草綱目。治撮口。用蝸牛五枚。即負殼蜒蚰也。去殼研汁塗口中。兼治臍風。

慎齋全書。治撮口。用全蠍廿一個。酒塗炙為末。加入麝少許。金銀花湯調服半匙。兼治臍風。

子母祕錄。用夜合花枝煎濃汁。拭口中。并洗之。

普濟方。以初生荳芽。研爛絞汁。如乳灌少許。

永類鈐方。生川烏尖三枚。全足蜈蚣半條。酒浸炙。入麝香少許。其爲末。以少許吹鼻取嚏。仍以薄荷湯灌一匙。兼治臍風。

金匱玉函。用生甘草二錢五分。水一盞煎六分。溫服。令吐痰涎。後以乳汁點兒口中。

簡便方。艾葉燒灰塡臍中。以帛縛定。隔蒜灸之。候口中有艾氣可愈。兼治臍風噤口。

錢氏方。治撮口出白沫。以艾灸口之上下四壯。鯽魚燒研酒調少許灌之。仍掐兒手足。

又方。先灸兒兩乳中三壯。後以黑驢乳一合。以東引槐枝十根。三寸長。火煨一頭。出水拭淨。浸乳中。取乳滴兒口內。

醫通方。急於顖門灸七壯。灸之不哭。弔睛吐沫者不治。

臍風

臍者。小兒之命蒂也。穴近三陰。喜溫惡涼。喜乾惡濕。如斷臍不知慎重。爲水濕風冷之氣所傷。致兒七日之內。腹脹臍突。啼不吮乳。四肢柔直。痰壅氣塞。或面青吐沫。若兼口噤撮口抽搐不止者。神丹莫療也。

預治方。小兒臍風噤口撮口等症。其毒先現口中。用刮口法畢。以黃連半錢。豆豉二十四粒。甘草三寸。葱白頭三寸。用童子小便煎。綿蘸拭口中。

驅風散。治兒腹脹臍腫。啼不吮乳。此臍風將發之候也。急以此方治之。用蘇葉。防風。陳皮。姜炒厚朴。麵炒枳殼。煨木香。

殭蠶去絲嘴酒炒。鉤藤鉤。甘草各等分。加生姜水煎服。

稀涎散治臍風已成用此方以吐風痰。蠍尾。銅青各半錢。硃砂一錢。膩粉一匙。麝香少許。共爲末。每服一匙。茶清調下。

盪臍法。麝香五分。置臍上。浮萍草不拘多少。用熱水蘸半熟。蓋麝香上。又用鹽半斤炒熱。分兩袋。盪於臍上冷更換一袋。如此一頓飯久卽愈。

尊生書。蜈蚣一條。蠍梢四尾。殭蠶七個。瞿麥五分研細末吹。入鼻內。候噴嚏啼哭爲可。醫隨用薄荷湯調末服。

聖惠方。用天漿子一枚。按此蟲多生柘榴樹上。其背毛螫。人俗呼毛蟲。殭蠶一枚炒。膩粉少許。研勻。以薄荷自然汁灌之。取下毒物。名曰白龍膏。

辰砂膏。辰砂三錢。牙硝。硼砂各一錢五分。全蠍一錢。珍珠一錢。麝香三分。元明粉一錢五分。共爲細末。蜜研膏。塗乳頭上。令兒吮之。兼治噤口撮口驚搐。

備驗方。巴豆一粒。不去油研爛。透明雄黃一錢。研末和勻。每用三釐。新汲井水調服。下喉覺胸腹中有響聲。大便下痰即愈。兼治瘨肚。

鄧華峰雜興方。用壁虎後半截焙爲末。男用女乳。女用男乳調勻。入稀鷄屎少許。摻舌根及牙關。仍以手蘸摩兒胸腹。取汗出甚妙。

青蒿蟲丸

紫霜丸俱見大治方內。

以上治臍風噤口撮口各方。通治三症者居多。互參採用可也。三症必先用挑口法已。然後藥之。

臍濕

或因包裹不愼。或因浴水入臍。或因尿濕浸臍。以致臍腫浸漬不乾。曰臍濕。不治。恐成臍瘡。臍風。

滲臍散 枯礬。龍骨煅各二錢。麝香少許。共爲末。乾滲臍中。

又方。紅綿灰。黃牛糞灰。乾胭脂。龍骨。髮灰各五分。共爲細末。濕乾滲。乾清油調敷。

又方。當歸頭絳帛。或舊錦燒灰。胡粉各一錢。共爲細末。入麝香少許同研。乾摻臍中。

蘗墨散。黃柏。釜下墨。亂髮灰各等分。共爲細末。每用少許敷之。

胡粉散。胡粉。乾姜燒灰。白石脂燒存性各等分。共爲細末。時時敷臍中。

顱顖經。燒絳褐敷之。

聖惠方。枯礬敷之。

又方。屋爛草爲末摻之。

活嬰方。以㽔帶燒灰敷之。

姚和仲方。用桂心炙熱熨之。

千金方。用猪頰骨髓十二條杏仁半兩研敷。

聖濟總錄。螻蛄。甘草等分炙研爲末敷之。

子母祕錄。蜂房燒末敷之。

活嬰方。取蠐螬蟲研末敷之。

外臺祕要。龍骨煅。研末敷之。

備驗方。棉繭。亂髮燒灰搽之。

臍瘡

臍濕成瘡。甚則赤腫膿血。曰臍瘡。宜速療之。庶不致寒濕內攻也。

心鑑方。本兒落下臍帶錦帛裹。燒研一錢。入當歸頭末一錢。

麝香少許。敷臍中。治臍濕尤效。

聖惠方。臍瘡出濃血。海螵蛸。胭脂爲末。香油調敷之。

又方。伏龍肝末敷之。

準繩方。枯礬。龍骨煅各半錢。研末敷之。

千金方。馬莧燒研敷之。

子母祕錄。臍瘡不合者。黃柏末敷之。

又方。臍爛成風。以杏仁去皮研敷之。

外臺祕要。蝦蟇燒灰。加牡蠣煅等分敷之。

又方。兒臍不合。取車轄油脂。燒灰敷之。

活嬰方。用棉子燒灰敷之。

肘後方。乾蝦蟇燒灰。枯礬各等分。共爲末敷之。

金黃散。用黃連。胡粉。龍骨煆各一錢。共爲細末敷之。

異功散。龍骨煆。薄荷葉。蛇床子各二錢。輕粉五分。共爲末摻

臍中。

龍骨散。龍骨。輕粉各半錢。黃連一錢。共研細摻之。

愼齋方。人參末。黃牛糞灰。乾胭脂各等分爲末。瘡濕乾摻。瘡

乾香油調敷。

臍突

臍突一症。謂斷臍不如法。裹臍不致愼而使之然者非也。此由

母驚悸鬱結。或恣食熱毒之物。兒受其氣。腹中蘊熱。無所發洩。頻頻伸引。呃呃作聲。努氣衝臍。所以臍突腫赤。虛大可畏。此症忌敷寒藥。恐寒凝熱毒。反爲害也。若由啼哭太過。中氣努出者。十居七八。不必治。漸自收。

二豆散。赤小豆不去皮。豆豉。天南星去皮臍。白斂各一錢。共爲末。用五分。水芭蕉汁調敷臍四旁。日二次。

葱貼法。先以荆芥湯洗之。再以葱葉火上微炙。放地下出火氣。以指甲刮薄。搭放突處。卽消。

聖惠方。胡椒。木鱉子仁各等分爲末。和杵丸如菉荳大。每服二三十丸。荆芥湯下。

雷公方。白茯苓。車前子各一錢。陳皮。通草各二錢。生甘草稍二分。水煎服。兼治小便不通。

臍血

兒初生多啼叫。致臍出血者。

準繩方。白石脂炒研細末。乾摻之。不可剝揭。俟其自落。

天釣　胎熱蘊於心脾。加以外夾風邪。內熱不得發越而成。其症壯熱痰壅。驚悸抽搐。眼睛上翻。淚出不流。症似驚風。但目多仰視爲辨。

直指方。治目久不下。眼見白睛。角弓反張。聲不出者。用大蜈蚣一條。竹刀批開。記定左右。去頭足酥炙。又以麝香一錢。研末包定。每用左邊者吹左鼻。右邊者吹右鼻。各少許。不可過多。若眼未下。再吹些。須眼下乃止。

聖濟總錄。烏頭生用去皮臍。芸薹子各二錢。共爲末。每用一錢。新汲水調敷兒頂上。

衞生簡易方。用金牛兒。即蟬脫也。以漿水煮一日。晒乾爲末。每日用一匙。冷水調下。

聖惠方。用壁魚兒。即蠹魚也。乾者十個。濕者五個。用乳汁和研灌之。

又方。取家桑東行根。研汁服。

又方。全蠍三個。硃砂如三菉荳大。和飯爲丸。酒化服。

牛黃散。牛黃二分。硃砂三分。麝香半分。天竺黃一錢。蠍稍五分。鈎藤鈎二錢。共爲細末。新汲水下。

鈎藤飲。鈎藤鈎三錢。全蠍五分。犀角五分。羚羊角亦可。天麻五分。生甘草二分。水煎服。

內鈞

內鈞者。肝臟有病。外受寒冷所致。其胸膈反張。龔青潮搐。腰曲腹痛。口吐痰沫。多啼多汗。咬乳目瞪。有類驚癇。但目有紅絲血點爲異。

乳香膏。乳香五分。沉香一錢。爲細末。將鮮石菖蒲鈎藤鈎煎湯下。

心鑑方。用硃砂一錢。乳香。煨蒜各一錢。爲末研。丸如黍米大。

薄荷湯下二丸。

木香丸。木香。乳香。沒藥。茴香各五分炒。鈎藤鈎二錢。全蠍一錢。先將乳香。沒藥研勻。後入諸藥末和畢。取大蒜少許研細和丸桐子大。晒乾。每服二丸。鈎藤湯下。

盤腸氣痛

其症腰曲腹痛。腸鳴失氣。口閉足冷。下利糞青。乾啼無淚。額上有汗。其致病之由。或因寒邪摶結於小腸。或因妊婦憂愁思鬱。心氣蘊結。總屬寒結氣滯也。

洗肚法。全葱一大束。煎湯洗其腹。就以熱葱熨其臍腹間。

熨臍方見不大便。

直指方。用蘿蔔子炒黃研末。乳香湯服半錢。

又方。用乳香沒藥等分爲末。以木香磨水煎沸。調服一錢。

保幼大全莪蒁半兩。用阿魏一錢化水。浸一日夜焙研。每服一匙。紫蘇湯下。

川楝子散。木香。小茴香。鹽炒。去鹽。各一錢。川楝子二錢。用巴豆二粒同炒。去巴豆不用。共研末。酒調服。

白豆蔻散。白豆蔻。砂仁。青皮。陳皮。炙甘草。香附酒炒。蓬莪朮各等分。蠍尾量加。姜一片。水煎服。

胎驚搐

此症有兼大便不通者。參用大小便不通諸方治之。

母娠時。調攝乖常。醉酒嗜慾。忿怒驚撲。母有所觸。胎必感之。或外夾風邪。有傷於胎。子受母氣。以致月內壯熱。翻眼握拳。噤口咬牙。身腰強直。嘔吐。驚啼。腮縮顖開。或頰赤。或面青等候。當以疎風利驚。化痰調氣。主之。百日內抽搐不止者。謂之眞搐。不治。其假者。因外傷風冷所致。口中氣出熱也。可發散而愈。

嚏驚散。生半夏末一錢。皂角末半錢。吹入鼻中。少許即嚏。一方。加細辛。薄荷等分。名通關散。吹之不醒者。不治。

貼顖法。麝香一分。蠍尾五分。蜈蚣五分。去足。炙。牛黃三分。青黛三分。薄荷葉三分。右除牛黃。先搗蠍尾等五味。各取淨末。入牛黃研細。煮紅棗肉和成膏。塗貼顖上四邊。署出一指。以手烘煖。頻頻熨之。

斗門方。硃砂磨新汲水。塗五心最驗。

鄧華峰雜與。芭蕉汁。薄荷汁煎勻。塗頭頂。留顖門。塗四肢。留手足心勿塗。

經驗方。全蠍一個。以薄荷四葉裹定。火上炙焦。同研為末。入硃砂。麝香少許。分作四服。麥門冬煎湯調下。

太乙散。天漿子去殼微炒。牛膽。製南星。白附子炮。天麻。防風。茯苓各二錢。全蠍。硃砂各一錢。麝香少許。共為末。每服半錢。乳汁化下。一方。加人參一錢。

蚯蚓膏。陳京墨二錢。硃砂三錢。麝香一錢。共為末。用蚯蚓頭上白槳。和藥成丸。重七釐。每服一丸。用金銀器燒紅淬入乳內。將乳調藥服之。

聖惠方。五月內柳樹上蟬。去翅足炙三分。赤芍藥三分。黃芩二分。水二盞煎一盞。溫服三四次。

直指方。兼治胎癎。琥珀。防風各一錢。硃砂五分。為末猪乳調一匙。入口中。

鎮驚散。硃砂研細。入牛黃少許。猪乳調稀。抹兒口中。

備驗方。治胎搐因外感風冷所成者。用葱頭七枚。生姜一片。擂細攤紙上。合置掌中。令熱急貼顖門。以熱手熨之。鼻利搐止。

大青膏。治胎搐因傷風得之。口中氣熱。呵欠煩悶。手足動搖者。天麻末一分。生白附子末一錢半。蠍尾去毒生末。烏稍蛇肉酒浸焙研各五分。青黛一錢。硃砂。天竺黃末各三分。蜜和成膏。月中兒服綠荳大薄荷湯下。

紫霜丸。治傷食後。發搐身溫。多涎多睡。不思乳食者。大治。

保命丹見急驚

辰砂膏見臍風。

加味導赤散見不小便。

抱龍丸

牛黃散見天鈎。

青蒿丸治方。見大

胎癇

此症眼直目牽。口噤流涎。腹膨搐搦。背項反張。腰脊強勁。形如死狀。或一二時始醒。小兒之惡候也。受母氣之偏者不治。爲風邪所束者可醫。

仁齋法。癇症方萌。耳後高骨間。必有青紋紛紛如綫。見之則爲爪破。須令血出啼叫。先得氣通爲妙。

羌活膏。用羌活獨活各五錢。天麻。全蠍。白殭蠶各二錢五分。烏蛇肉五錢。酒浸一宿焙。麝香三分。人參去蘆二錢。隨宜用。共搗羅爲細末。煉蜜和膏。每服皂子大。荆芥湯化下。

天南星煎。天南星微炮。白附子。白花蛇酒浸去皮骨炙黃各一兩。已上搗羅爲細末。用好酒兩大盞。慢火熬不住手攪。以酒盡爲度。次用硃砂水飛五錢。膩粉二錢五分。牛黃麝香。龍腦各半錢。研細入膏內。和如皂子大每服一粒竹瀝化下。

聖濟錄。大石榴一枚。去頂剜空。入全蠍五枚。黃泥固濟煅存性。取中焦者爲末。每服半錢。防風湯下。

直指方。琥珀。硃砂各少許。全蠍一枚爲末。麥冬湯調下一匙。

聖惠方。棘枝上雀甕研其間蟲出取汁灌之。

聖星丹見後癇症。

胎寒

母受寒邪。或過食生冷。致兒口冷腹痛多啼。腸鳴下利。寒慄時發。握拳曲足。因胎中受寒所致也。

白芍藥湯。白芍藥一錢。澤瀉八分。甘草四分。薄桂三分。姜水煎。虛加人參。木香。發驚加鈎藤鈎。

肘後方。治晝夜多啼。以當歸末一小豆許。以乳汁灌之。日夜三四度。

和濟方。治胎寒腹痛。薑黃一錢。沒藥。乳香研去油各二錢。爲末蜜丸芡子大。每服一二丸。鈎藤湯下。

聖惠方。治腹痛汗出。用衣中白魚二七枚。絹包於兒腹上回轉摩之。以愈爲度。

胎熱

母多驚恐。或食熱毒之物。生後旬日之間。兒多虛痰氣急喘滿。眼閉目赤。目胞浮腫。神困呵欠。吸吸作聲。遍身壯熱。小便赤大便閉時。驚煩總因胎中受熱所致也。

衞生要訣。以葱涎入香油內。沫小兒五心項背等處。善解毒

涼肌。

又方。以秋梨十個取汁。熬熱飲之。

聖惠方。瓜蔞根末。乳汁調服半錢。

全幼心鑑。黑荳二錢。生甘草一錢。燈心七寸。淡竹葉三片。水

煎服。

錢乙方。眞牛黃一荳大。入蜜調膏。乳汁化開。時時滴兒口中。形色不實者。弗多服。亦治胎黃。

育嬰家祕。黃連。炙甘草各等分爲末。入硃砂少許。和勻。生蜜調成劑。每取荳許。納兒口。令咽下。

地黃膏。山梔仁。菉荳粉各一兩五錢。甘草六錢。共爲末。聽用。以生地黃一兩五錢杵爛。和蜜一兩五錢。盛薄瓦器內。在銅銚中隔水煮成膏。與稀糊相似。候冷入前藥末。同在擂鉢中再研勻。丸如芡子大。每以一丸。麥門冬湯化服。

青蒿丸。見大治方內。

胎黃

小兒生下。遍身面目皆黃。狀如金色。壯熱。大便難通。小便如梔汁。乳食不思。啼哭不止。此胎黃之候。皆因母受濕熱而傳於胎也。

子母祕錄。韭根擣汁。日滴鼻中。取黃水爲效。

肘後方。杜赤荳。林米。雞屎白各二一分。擣篩爲末。分三服。黃汁當出。

普濟方。青瓜蔞焙研。每服一錢。水半盞。煎七分。卧時服。五更瀉下黃物。立愈。

正元廣和方。秦艽十二分。入乳一升。同煮取七合。去滓。温服。

錢乙方見胎熱。

蘇頌圖經。土瓜根生搗汁三合。與服。

總微論。胡黃連。川黃連各五錢爲末。用黃瓜一個。去瓤留蓋。入藥在內。合足。麪裹煨熱。去麪搗丸菉荳大。量兒强弱與之。温水下。

地黃湯。生地黃。赤芍藥。天花粉。赤茯苓。川芎。當歸。猪苓。澤瀉。生甘草。茵陳。各等分。水煎。子母俱服之。

胎肥胎怯

兒生下。肌肉厚。遍身血紅色。彌月後。漸漸羸瘦。目白睛粉紅色。五心煩熱。大便難。時時生涎。此胎肥症也。兒生下面無精光。肌肉薄。大便白水。時時哽氣多噦。目無神采。此胎怯也。古法兩症皆用浴體法。以疏通腠理。

浴體法。天麻二錢。蠍尾去毒。硃砂各五分。烏蛇肉酒浸焙乾爲末。白礬各三錢。麝香一分。青黛三錢。共研勻。每用三錢。水三碗。桃枝一握。并葉五七枝。同煎至十沸。溫熱浴之。勿浴背。

赤遊風

此症或受胎中熱毒。或生後過於溫煖。以致熱毒外發。皮膚赤熱而腫。色若塗丹。遊走不定。行於遍身。故曰赤遊風。發於頭面四肢。而內歸心腹者。不治。

證治準繩十二件單方。水苔。生地黃。生菘菜。即白菜也。蒴藋。即烏頭苗也。愼火草。即景天也。浮萍。豆豉。大黃。梔子。黃芩。硝石。豆葉。以上十二味。得一味和水搗貼之即瘥。

簡易備驗方。治十種丹瘤。一治從頂頭起腫。先用葱白研取自然汁塗之。二從頭上紅腫痛。用赤小豆末。鷄子清調抹。三從面起赤腫。用竈心土。鷄子清調搽。四從背起赤點。用桑白皮研末。羊脂調搽。五從兩臂黃色。用柳木燒灰。水調敷。六從兩脇虛腫。用生鐵屑和猪糞調敷。七從臍上起黃腫。用檳榔爲末。米醋調敷。八從兩脚赤腫。用乳香末。羊脂調敷。九從兩脚有赤白點。用猪槽下土麻油調敷。十從陰上起黃腫。用屋漏處土。羊脂調敷。

千金方。取屋塵。和臘猪油敷之。

又方。用唾和胡粉。從外至內敷之。

又方。取煅鐵屎研末。猪脂和敷之。

又方。用大豆煮汁塗之。

又方。治丹毒。從兩股走及陰頭。用李根燒為末。以田中流水和塗之。

又方。水煎棘根洗之。

又方。治丹毒從髀起流下。陰頭赤腫出血。用鯽魚肉五合。赤小豆二合。擣均入水和敷之。

衞生簡易方。取向陽燕窩土爲末。鷄子白和敷。

陳氏本草。燒鐵淬水。飲一合。

子母祕錄。用藍靛敷之。

楊氏產乳方。治丹毒從兩股兩脇起。用景天草搗如泥入眞珠末塗之。乾卽易。

全幼心鑑。蘡薁五錢。大黃二錢。爲末。用薄荷汁入蜜調敷。

又方。丹瘤初發。急以截風散截之。白芷。寒水石。卽石膏。石爲末。生葱汁調敷。

譚氏方。胡荽汁塗之。

廣利方。用馬莧搗塗。

簡要方。以生萊菔汁塗之。亦可灌服數匙。更以萊菔渣絹包。烘煖熨之。

又方。以水芭蕉根搗汁塗之。

刪繁方。以蠐螬蟲搗塗之。

奇方。用竈馬（即俗呼樟木蟲）。在竈內尋出活的去頭。以白漿擦上。不過數次即愈。

本草綱目。猪肉切片貼之。

修眞祕旨。用蓖麻子五個去皮研。入麪一匙。水調塗之。外科精義以木鼈子仁研如泥。醋調敷之。一日三五次。

神功散方。用黃柏生草烏各等分爲末。以嗽口水調敷頻

以嗽口水潤之。

砭血法。口吮毒血。各聚一處。用細磁器擊碎。取鋒芒者。將筯

頭擘開夾住。以線縛定兩指。輕撮筯稍。令磁鋒對聚血處。

再用筯一根頻擊。刺出毒血。砭後毒甚者。以神功散敷之。

毒輕者。砭後不可用。恐皮膚既破。草烏能作痛也。如患在

頭者。不用砭法。祇宜卧針倒挑患處。出毒血則愈。百日內

者。忌砭血。以其肌肉難任也。

夜啼

其症有二。一曰脾寒。一曰心熱。如面色青白。手腹俱冷。不欲吮

乳曲腰不伸者。脾寒也。面赤唇紅。身腹俱熱。小便不利。煩躁多啼者。心熱也。分別治之。

本草綱目。燈花二三顆。燈心湯調抹乳上。令兒吮之。

簡易方。用燈草灰。辰砂末少許塗乳。令兒吮之。

又方。燈花七枚。硼砂一匙。辰砂少許。蜜調塗兒唇上。

全幼心鑑。蟬蛻十九個。去前截用後截為末。分四服。鉤藤湯下。或薄荷湯下之。

塗乳方。真牛黃。飛過辰砂極細末各半分。塗兒舌上。

聖惠方。以乳香一錢。燈花七枚為末。每服半匙。乳汁下。

又方。以猪矢燒灰。淋汁浴兒。并以少許服之。

聖濟總錄。劉寄奴二錢。地龍炒一條。甘草一寸。水煎服。

導赤散。硯弄舌。

生生編。用青黛。量兒大小研服之。

又方。用黑牽牛末一錢。水調敷臍下。以上治心熱方。

經驗方。灶心土二兩。研雞子一枚。和水調勻。塗兒五心及頂門。

普濟方。以伏龍肝一錢。硃砂一錢。麝香少許。蜜丸菉荳大。每服五丸。桃符湯下。

又方。硫黃一錢半。鉛月二兩。研勻。瓶固煅過。埋地中七日取出。飯丸黍米大。每服二丸。冷水下。

本草綱目。取梳頭垢少許服之。以上治脾寒方。

楊氏方。用淡豆豉。灶中土。蚯蚓糞。入醋杵搗和丸如雞卵大。摩兒項心顖門。及手足心并臍上下。各七次。擘開有毛棄之。

聖濟總錄。以馬蹄末。敷乳上飲之。

姚和仲方。取虎眼一隻為散。以竹瀝調少許與服。以上通治寒熱方。

集簡方。取燒尸塲上土。置枕邊。

聖惠方。取明鏡掛床腳下。毋令人知。

拾遺方。用井口邊草。私着席下。勿令母知。

生生編。用本兒初穿毛衫。放牀內。自不哭也。

日華本草。取雞窠中草。安蓆下。勿令母知。

本草綱目。取猪頸下毛。絳囊盛。繫兒背上。

食療本草。取牛屎一塊。安蓆下。勿令母知。

經驗方。摺父之褌。與兒作枕。

又方。雞屎塗兒臍中。男雄。女雌。

又方。硃書田字於兒臍下。

又方。硃書甲寅二字。貼床頭。

又方。五倍子爲末。津唾調塡臍內。書小兒父名貼之。

又方。仙人杖取三尺。安兒睡處。勿使人知。此杖卽筍欲成時立死者。

又法。用紙寫天蒼蒼。地皇皇。我家有個夜啼郎。來往君子念一遍。小兒睡到大天光。書此貼此。總不要四眼見。須貼在大路旁。人易見之處。

又法。用柴頭一個。長四五寸。削平一面。硃砂寫云。撥火杖。撥火杖。差來捉神將。捉着夜啼鬼。打死不要放。急急如律令。

以上壓勝法。

鵞口

初生口內白屑滿舌。拭去復生。重則滿口白班。時吐白沫。咽間梟梟腫起。難乳夜啼。心脾二經胎熱上攻所致。

洗法。急以毛青布縶指頭。蘸薄荷汁。或甘草黃連各一錢。煎汁。或新汲水拭淨白屑。如不脫。選方治之。

集效方。天南星醋調敷腳心。乾則潤之。兼治重腭重齦。

又方。吳茱萸末。米醋調敷腳心。

聖惠方。以白芨末。乳汁調塗足心。

四寶丹。用雄黃三錢。硼砂一錢。甘草一錢。冰片二分半。研末摻之。或用蜜水調敷之。

青液散。青黛。朴硝各一錢。龍腦一匙。硼砂少許。共研細末。鵝翎挑少許。掃舌上。

大全方。用黃丹研細。竹瀝調塗口中。其白點卽落。一日塗三四次。再用辰砂益元散。滑石六錢。甘草一錢。辰砂少許。燈心湯調下。

又方。用鷲糞泡湯。拭洗口內。

子母祕錄。用桑白皮汁。和胡粉敷之。

活幼新書。用鷄膍黃皮燒末。和水服之。

姚和仲方。以馬牙硝擦舌上。日五度。

普濟方。白枯礬一錢。硃砂二分爲末。以少許敷之。日三次。

又方。用赤小荳末。米醋和塗之。

聖惠方。甑帶燒灰。敷舌下。兼治重舌。

集簡方。以坯子胭脂。乳汁調塗之。男用女乳。女用男乳。

千金方。柘根五觔。剉。水五升。煮三升。去渣。煎取五合。頻塗之。

無柘根弓材亦可。兼治重舌。

正傳方。白楊樹枝燒取瀝塗之。

簡易備驗方。白殭蠶炒黃爲末。密和敷之。

永類鈐方。鵞口瘡自內生出者可治。自外生入者不可治。用食草白鵞下清糞。濾汁。入砂糖少許搽之。或用雄鵞糞眠倒者燒灰。入麝香少許搽之。

懸癰

初生小兒上腭腫起。或如蘆葦盛水之狀。或如紫李。墜下抵舌。名曰懸癰。胎中熱毒也。急宜刺破癰頭。令泄去青黃赤汁。再生再刺。刺破後。以鹽湯洗淨。用藥摻之。

一字散。用硃砂。硼砂各五分。龍腦。朴硝各一匙。共研末。蜜調搽口內。

大全方。食鹽煆研。枯礬各等分。研細水調。以筋頭蘸點患處。

重腭

上腭層疊腫硬者。急宜長針刺之。甚則上腭成瘡如黃粟。口中腥臭。皆脾經蘊熱也。

必效方。先以蚌水。布蘸絞淨。以一字散方見懸癰。搽之。取蚌水法。將蚌洗淨打碎。用濕棉布濾清水用之。不可用疎夏布。恐布孔疎。蚌中螞蝗蟲濾在水中也。此方通治口舌咽喉諸熱症。甚效。

天南星散。以天南星生去皮臍。研細末。用醋調塗。男左女右脚心。厚皮紙貼。如乾再用醋潤之。

聖惠方。用蛇脫灰醋調敷之。

集效方敷法。見鵞口。

重齦

初生兒貼着齒齦。有物脹起者是也。由脾胃蘊熱所致。急以針刺去腫處惡血。以鹽湯洗之。再生再刺。治參懸癰重腭法。

錢氏方。人中白煅研末擦之。

備驗方。桑樹上用斧斫二三下。少時其漿流出。取搽腫處。

集要方。白芷一錢。硃砂五分。研末擦齦上。

集效方敷法。見鵞口。

牙關虫

初生兒吃乳不穩。壯熱色赤。鼻孔黃。急看牙關。如有蟲。似蝸牛。又似黃頭白蚌螺。如法治之即瘥。

證治準繩方。用竹瀝半合。和少許牛黃服瘥。

又方。用豬肉拭口。其蟲即去。

吐舌

吐舌者。伸長而收緩也。面赤煩啼。口渴屎赤。因心經有熱也。導赤散。木通生地黃。黃連。甘草黑山梔。竹葉燈心煎服。

大全方。以牛黃少許塗舌上即止。或以冰片少許點之亦效。

慎疾全書方。見弄舌。

弄舌

舌如蛇舔。左右上下。伸縮動搖。謂之弄舌。因心脾有熱。以致唇焦舌乾。煩啼便穢也。

愼齋全書用川黃連煎湯。細細與服。輕者燈心湯亦可。並治吐舌。

瀉黃散用藿香葉。山梔子。熟石膏。防風。生甘草。燈心。竹葉湯煎。或兼導赤散見吐舌。各半服。

重舌

心脾蘊熱。則氣血俱盛。腫附舌根。其狀如舌下又有一小舌。故曰重舌也。當以針刺之出血。然後與藥。用線針刺患上。向旁挑之。不可深刺正中主筋之上也。

聖惠方。元精石二兩。牛黃。硃砂。冰片各一分。共研末。以針刺舌上去血。鹽湯洗。摻末敷之。

又方。伏龍肝末。牛蒡子汁。調塗之。

又方。皂角刺灰。入朴硝。或腦子少許。洗口。摻入舌下。涎出自消。

又方。桑根白皮取不土者。搗汁飲之。

千金方。取釜下土。和苦酒塗之。

又方。黃柏浸苦竹瀝。點之。兼治木舌。

又方。衣魚燒灰。敷舌上。

又方。取三家屠肉。切指大。摩舌上。兒立啼。

子母祕錄。木蘭皮(即木蘭樹皮也。)一尺。廣四寸。削去粗皮。入醋一升。漬汁噙之。

又方。蜣螂蟲末。唾和敷舌上。

簡易濟眾方。以亂髮燒灰半錢。敷舌下。

普濟方。以竹瀝同芒硝點舌上。

本草綱目。半夏和醋煎洗之。(木舌同治。)

聖惠方

千金方(俱見鵞口。)

木舌

舌尖腫大。塞滿口中。硬不能轉動。故名木舌也。由心脾積熱上沖而成。急刺之出血。若舌胎堅硬。藥味不得入者。用竹刀輕輕刮去舌胎。拭淨然後用藥。此症不可用手按之。按則舌根乃損。長成言語不正。

吹鼻法。舌腫滿口。或吐出在外。難以納藥者。用殭蠶牙皂俱製過爲末。用少許吹鼻中。口自開。頑痰自出。用筋繞絲棉。蘸甘草湯潤其舌。然後用藥敷之。

大生要旨。用草蔴子肉。搗爛。以棉紙取油。將紙捲成條。點火吹滅。以烟薰之即消。若舌下有如螻蛄。或如卧蠶者。急於腫處砭去血。仍用釜底灰。以鹽醋調敷。或井水亦可脫去再敷。

寒冰散用生石膏。冰片少許。共研末。敷舌上。如出血。石膏炒焦用。

直指方。以蜀葵花一錢。黃丹五分。共爲末敷之。

本草綱目。以半夏二十枚。水煮過再泡片時。乘熱以酒一升浸之。密封良久。熱漱。冷止吐之。

千金方。舌長大塞口。取鯉魚肉。切片貼舌上。

又方。蛇脫燒灰。乳和服少許。

局方。用蒲黃末。頻刷舌上。自消。

大全方。蜜炙黃連。白殭蠶。各等分共研末。摻舌上。

又方。生姜切片。蘸硼砂擦之。

又方。冬青葉煎濃汁浸之。

又方。百草霜。海鹽各等分。研末。井華水調下。

必效方。皂礬不拘多少。新瓦上火煅變紅色。放地上候冷。研細末。擦舌上。

千金方。點法。見重舌。

膜舌

初生小兒有白膜裹舌。或遍舌根。急以指甲刺破出血。否則其兒必啞。

姚和仲方。刮破舌膜令出血。即以燒白礬半棗荳許敷之。若血出不止。燒髮灰摻之。或同猪脂塗之。

含腮

小兒初生時，腮內如米豆大一小瘡，次日漸大，蝕破腮頰，故名含腮。若不早治，破透難療。

二金散：用雞內金、鬱金，共等分，研細末，先用鹽湯洗淨，吹之。

痄腮

兒初生兩腮腫硬有核，或在一邊，名曰痄腮。因妊恣食厚味，或鬱怒不解，以致鬱熱在內，兒受之，以成此症，不治恐成腮癰。

敷痄腮法：桑柴灰少許，入雄雞冠血三四滴，加鹽滷一匙，和勻頻搽患處。

又方：皂角二兩，去核，天南星二錢，生用，糯米一合，為細末，姜汁調敷。

又方。芙蓉葉。不拘多少。搗敷之。以帛紮定。一日一換。

神驗方。以赤小豆爲細末。新汲水調敷赤腫處。乾則再敷。

大全方。大黃末加姜汁少許敷之。空頂透氣。

又方。霜後絲瓜。煅存性。猪膽汁調敷。

又方。黃柏。鉛粉各等分。研勻。涼水調敷。

又方。染坊靛花頻敷之。

又方。肥皂同砂糖搗敷。紙蓋留頂出氣。

又方。猪膽汁入生姜汁少許。和勻。磨陳京墨敷之。

又方。扁柏葉搗汁。調蚯蚓泥搽上。

又方。用百合一兩。大貝母。山芝蔴根去皮。元明粉各一錢。銀硃七分。白麪少許。同搗敷。

蝗螂子

大生要旨曰。邇年來吳越間。新產月內小兒。有口噤不乳啼聲難出。兩腮腫硬。名謂蝗螂子。熟諳穩婆。將利刃於口內兩腮剖開。檢出堅光惡肉。形頗肖桑螵蛸。傷處摻云摖以胎骨珍珠散。兒便能乳而愈。若割治少遲時刻。則腫延喉鼻。不可救矣。亦有不諳割治者。余俱目睹。考之方書。從無此說。詢之幼科專家。亦盡茫然。舍刀法竟無方藥。不知病始何時。割自何人。因病可傷生。爲害甚速。附識於此。以俟知者。徐靈胎曰。自古無蝗螂子之病。凡小兒蒸變之候。每有口內微腫惡乳之時。名曰妬乳。不治自愈。或不能坐視。以藥塗口亦易愈。近日濱海妖婦。造割螳螂子之法。以騙人取利。强者幸愈。弱者多死。受其害者甚多也。蓋小兒兩頰頤內。有內外皮兩層。中空處有脂膜一塊。人人皆然。割去復生。妖婦以此惑人。人見果有螳螂子者。遂相信不疑。死而不悔。深可憐憫。今爲之大聲疾呼。愼勿被其愚而受其害也。徐氏此說實爲近理。閱外科全生集。已有治法。依方施治。無不效者。烏用割爲。愼之戒之。

搽口方。青黛一錢。元明粉三錢。硼砂一錢。薄荷五分。冰片一分。共研細末。和均擦兩頤內。日用四五次立愈。

退翳散

草決明二錢。穀精珠二錢。霜桑葉一錢。木賊草八分。白蒺藜錢半。鮮石斛二錢。杭菊一錢煎。水薰洗。此方非但治

全生集。用生地黃五錢。大黃一錢。陳酒浸。取出共搗爛。塗兒足心。男左女右。用絹縛好。乾卽易。愈乃止。

爛眼

胎中蘊熱。生後毒熱上攻於目。以致痛癢難睜。胞邊赤爛。此名爛眼。

簡易備驗方。小紅棗七個去核。入明礬裝滿。濕紙包裹。火煨候礬化。去紙用黃連一錢。水一鍾煎半鍾。去粗渣。澄清將薄棉紙浮藥水上。取紙上清水洗目。每洗一次。必易一紙。

又方。杏仁三粒。去皮尖。搗爛加銅綠黃豆大一塊。爲末和勻。將新青絹包此一味。用井水一酒盞浸片時。待水有綠色。

一切目疾。及生翳在一百天之內。皆可洗退。勿輕視也。

不時洗眼。至一二日後自愈。須先用皮硝煎水洗過。再用此方洗之。

衛生要訣用猪膽汁和鹽點之。

又方。桑葉紙卷燒烟薰鼻。

生地黃湯。爛眼赤眼血眼。皆宜服。見目不開。

赤眼

兒初生赤眼。此胎熱也。或因洗浴不潔。穢汁浸眼眥中。至長不瘥。名胎赤眼。

心鑑方。胡黃連末。茶調敷手足心。

眞金散。黃連。黃柏。當歸。赤芍。杏仁。用乳汁浸一宿。晒乾。爲極細末。用生地黃汁調點之。更用荆芥煎湯溫洗。

普濟方。羊肝切薄片。井水浸貼。

又方。小兒吐出蛔蟲二條。磁盞盛之。紙封口。埋濕地五日。出取化爲水。磁瓶收貯。每日用銅筯點之。

聖濟方。銅綠一分。蜜半兩。於蚌殼相和。每夜卧時。水洗眼炙熱點之。能斷根。

古今錄驗方。淡竹瀝點之。或入人乳效。

小品方。人乳浸黃柏點之。

濟急仙方。杏仁壓油一合。食鹽一錢。入石器中。以柳枝一握緊束。研至色黑。以熟艾一團。安碗內燒烘之。令氣透火盡即成。每點少許入兩眥。甚妙。

本事方。大黃。白礬各等分。爲末。同冷水調作餻子。貼眼。立效。

血眼

初生艱難。血浸眦瞖。遂濺滲其睛。以致瞳人不見。或上下弦爛。

全幼心鑑。杏仁二枚。去皮尖。嚼乳汁三五匙。入膩粉少許。蒸熟。絹包頻點。重者加黃連。朴硝。

大全方。治兒百日內乳嗽不愈。

或眼白珠紅赤如血。亦名血眼。

膏。掩於眼上。則眶黑自消。血隨淚下。

血淚

小兒雙目流血。乃胎火胎熱所致。宜涼肝導赤。兼與鯽魚煨湯喂之。自效。

涼肝導赤湯。生地黃三錢。丹皮二錢。澤瀉。赤茯苓。炒山梔。人中黃。赤芍。木通。各一錢。燈心廿寸爲引。水煎服。

活幼新書。兒目濇不開。或出血者。方見目不開。

鼻塞鼻乾鼻涕鼻齆

小兒初生。忽然鼻塞。不能吮乳。開口呼吸者。或因乳母夜睡。鼻息吹兒顖門。或因風寒外入。停滯鼻間。則成鼻塞。或火升熱鬱。則成鼻乾。或津液不收。則多涕。濃涕結聚。則成鼻齆。

葱姜貼法。葱頭七枚。生姜一片。共搗爛。攤紙上。置掌中合待溫。貼於顋門。其邪即解。揭去後。仍用絹緞寸餘。塗以麪糊。仍貼顋門。永無傷風之患。

通關散。香附子。川芎。荊芥穗。細辛。葉。猪牙皂角。殭蠶各等分。入葱白搗成膏。用紅綿攤貼顖門。

葱涎膏。全葱研爛。將猪牙皂角爲末。和勻成膏。貼顖門。

得效方。天南星炮爲末。水調貼顖門。手熨之。

聖惠方。零陵香一兩。羊髓三兩。銚內慢火熬成膏。去滓。日摩背上三四次。

外臺祕要。醍醐三合。木香。零陵香各四分。湯煎成膏。以塗顖上。并塞鼻中。

大全方。通草。北細辛各等分研末。以棉裹藥如棗核大。納入鼻中。一日二次。以上治鼻塞。

普濟方。治鼻乾。用黃米粉。生礬各一兩。每以一錢調貼顖上。日二次。

又方。治鼻流濃涕。兼治鼻乾枯。礬血餘灰等分為末。青魚膽汁拌為餅。陰乾研細吹鼻中。

簡易備驗方。治鼻齆。瓜蒂。藜蘆各一分。皂角半分。麝香少許。為細末。頻吹之。

聖惠方。治鼻齆有熱者。龍腦半錢。瓜蒂十四個。赤小荳三十粒。黃連三大莖。去鬚。共研末。吹鼻中。

臍裂血出

或受胎熱。或過溫煖。內熱外洩也。

尊生書。以唾津磨鐵綉敷之。卽止。

肚皮青黑

小兒百晬內。忽然肚皮青黑。乃氣血失養。風寒乘之。危惡之候也。百晬外亦有此症。

簡易備驗方。以好燒酒和粉敷之。胡粉卽婦人搽面之鉛粉也。

保幼大全。大青爲末。納口中。以無灰酒送下。

灸法。灸臍左右上下各半寸。并鳩尾骨一寸。凡五處各三壯。

遍身腫泡

小兒初生遍身發疱如魚脬光如水晶破則成水流滲又生者胎毒也。

急救方蜜陀僧研末摻壓之內服蘇合丸方見大治類

體如水晶

初生小兒胸腹忽然如水晶色臟腑皆見俗名蝦蟇瘟。

大生要旨變法取大蝦蟇六隻將四腳紮起以蝦蟇肚皮在水晶色處撫摩多次置兒臍上再用第二隻如前法更換六隻其病即痊蝦蟇眼皮內有蟾酥須防其近出射入以絹遮其眼額用畢將蝦蟇放野池邊不可害其生也。

遍體如鱗

芽兒皮膚如蛇皮鱗甲之狀。由於氣血否澁。亦曰胎垢。又曰蛇體。

保幼大全。用白殭蠶去絲嘴爲末。煎湯浴之。一如蛇脫。

腎縮入腹

一臘之內。腎縮入腹。乃初生受寒所致。

聖惠方。用吳茱萸。硫黃各半兩。同大蒜研塗其腹。仍以蛇床子烟薰之。

陰囊腫墜

初生陰囊光腫。墜下不收。有皮潰而核欲墜者。

小品必效方。用紫蘇爲末。患處濕則乾摻之。乾則香油調塗之神效。

大小便出血

兒生一臘大小便出血乃胎中受母蘊熱之氣所致。

全幼心鑑生地黃汁五七匙無灰酒半匙蜜半匙和服。

簡易備驗方生蒲黃油頭髮燒灰各一錢為末或生地黃汁。

或米飲調服。

又方治大便出血鱉頭一枚炙令黃黑為末米飲下。

又方治小便出血小甘草一錢炙黑研末生地黃汁調服之。

手拳不展

小兒所受肝氣怯弱致筋脈攣縮兩手伸展無力也。

薏苡丹。用薏苡仁。湯浸去皮研細。當歸酒洗焙。秦艽。防風。棗仁炒。羌活各等分。共爲細末。如龍眼大。每服一粒。以荊芥湯入麝香少許。化下。

衛生要訣。用性急子即鳳仙子也。爲末酒煎洗。一日次日以當歸。鈎藤水煎洗。如法互易。

又方。用烏雀瓜燒灰。酒調搽手心。

脚拳不展附足指向後

兒在胞。母臟腑有積冷。或爲風邪所乘。生後氣血未榮。故脚指拳縮不展。或因母娠時。因病不能行步。日惟盤坐。子母一氣相通。形隨氣化。故亦如是。

必效方。海桐皮。當歸。人參。牛膝酒炒。牡丹皮。熟地黃。補骨脂。獨活各等分。共爲末。和勻。每服一錢。用葱白三寸。姜一片。煎湯調服。

衛生要訣。用牛膝三觔。黃酒十五斤。煎三炷香。日以酒洗足。又方。用轎夫韈底燒灰。每日酒調服之。

大生要旨。治足指向後。用軟綿捲如棍子。燕兒膝後灣內。再用木瓜湯。常常洗熨之。日久筋長紓展。則自能伸也。

胎毒

胎毒者。非尋常瘡癬比也。父母楊梅蘊毒所遺。或房術熱藥所感。中於先天。有生之初。身現紅點。或因熱湯洗浴。烘薰衣物。外熱觸動內毒暴發。忽然頭面腹背手足等處。斑爛膿血。最難救治。若早治得宜。可保十之三四。切勿惟從外治。致毒內攻。卒成不救也。

外科正宗。治小兒受父母霉毒。赤剝斑爛。以土茯苓熬濃汁。調入中黃末。每日數次。其服錢許爲妙。用後用幼科良方外搽法治之。宜早。遲則遍身皆瘡。百不一治矣。

靑涼膏 見初生無皮

陳遠公治法。小兒初生。或半歲。或一二歲。胎受無毒。身發大瘡。內治用金銀花二兩。生甘草。天花粉。黃蘗。錦地羅各三錢。人參二錢。水煎服。二劑。外治用蝸牛。生甘草。兒茶。樟腦。

黃、丹。水粉。枯礬各三錢。冰片。輕粉各一錢。地龍糞、五錢。麝香三分。共爲細末。麻油調敷。輕者單用煎方。重者內外合治。無不可救也。

幼科頁方。內用眞、西黃三分。硃砂。水飛。雄黃、各七分。乳香去油。沒藥去油各五分。麝香一分。山慈姑一錢。共爲末。蜜丸重三分。金銀花湯每日調服一丸。取愈。外用搽方。白蘆甘石。煅過。淬入黃、連汁內三次。童便內四次。一兩。赤石脂煅一兩。紫甘蔗皮燒灰、存性。兒茶各五錢。黃、柏將猪膽汁塗炙七次。七錢。眞、綠荳粉炒三錢。冰片五分。共、研細。用麻油入鷄蛋黃一枚。煎黑去滓。候冷。調搽取愈。

大全方。以鱉甲煅存性。研細。麻油調敷。
又方。兒茶五錢焙研。雄猪膽汁調勻。煎滾冷定。將瘡用甘草湯洗淨敷之。
祕方。鮮牛蒡連搗汁掃上。以渣煎湯洗之。
又方。以慎火草搗汁搽之。

胎瘡

小兒胎瘡。因娠婦飲食之毒。七情之火。兒受其氣。發而為瘡。或癧或片。頭面腹背四肢發無定所。雖較胎毒為輕。然乳母必常戒發物。當忌慾後乳子。不然。非易言愈也。
湯氏方。春用柳條。荆芥。夏用棗葉。槐枝。秋冬用苦參煎湯洗胎瘡癬。

尊生書。乳母服藥方。苦參二錢。羌活八分。甘草四分。連喬。防風。荊芥。牛蒡子。金銀花各一錢。共和水煎。服十劑。

簡易備驗方。生甘草。金銀花各一兩。眞牛黃一錢。爲末。每服二三分。乳汁調下。

得效方。黃芩。黃連。白礬俱生用。雄黃各五錢。松香二錢。爲末。癢甚。加銅綠二錢。乾摻患處。或用香油調敷之。疥瘡宜加枯礬三錢。

尊生書。不拘何處。以桐油調胡粉塗之。

又方。用大黃八兩。甘草四兩。當歸二兩。朴硝二兩。共煎濃汁。

以青布作小衫二件。藥汁煮收入陰乾。早晚換服。再煮以愈爲度。

經驗良方治胎瘡滿頭。用水邊烏臼樹根。晒研。入雄黃末少許。生油調搽。

外臺祕要以葵根燒末敷之。

必效方松香二兩。蛤粉五錢。青黛二錢半。爲末。用柏燭油調敷。或乾摻之。或加輕粉。枯礬各三錢。

胎癬

胎中受毒。落草受風。致生奶癬。或起眉端。或生頭頂。延及遍身。早治易愈。

保幼大全。用藁本煎湯浴之。并以浣衣。又方。以殭蠶不拘多少。去嘴研末。煎湯浴之。

直指方。以猪脂和輕粉抹之。

千金方。蛇床子杵末。和猪脂塗之。

聖惠方。先以葱鹽湯洗淨。用桑木蛀屑燒存性。入輕粉等分。香油和敷之。

外臺祕要。用蟾酥燒灰。猪脂和敷。

儒門事親。用白膠香。黃柏。輕粉等分為末。羊骨髓和敷。

奇方纂類。先用粗碗一隻。以厚綿紙糊口。刺眼一二十。將細米糠一合。高堆在紙上。中開一竅。將炭火種放在內。燃着糠侯燒勿至紙即去糠取碗內烟油用蔴絲刮破癬搽之。文蛤散治搔癢不絕者用文蛤四兩輕粉五錢點紅川椒二兩先將文蛤打細塊鍋內炒黃色次下川椒同炒黑色烟起爲度入罐內封口存性次日入輕粉研爲細末香油調搽。

烏雲膏用松香二兩硫黃一兩研勻香油拌如糊攤毛青布上半指厚捲緊成條用線蜜紮再用香油泡一日取出刮去浮油以火點着一頭朝下用碗接之布灰陸續剪去將滴下油浸冷水中一宿出火毒搽之。

紅絲瘡

紅絲瘡者。雖非丹胗。其毒實同。多生於兩手中指上。男左女右。則尤甚也。其狀但一水泡。淸澄光瑩。如小雞頭大。其底下濈濈然數十小針孔。不痒不痛。都無妨礙。邊旁有一絲脈如紅絲。隱隱在皮裡。其行甚速。循臂而上。過肘則危。至心則死。人多不知此病。芽兒患此瘡。命父母尙以爲死於急驚。豈不寃哉。有此症者。急以針迎頭挑斷出血。病者知痛則可救。若挑至骨亦無生血者不治。

救急良方。挑破出血後。或挖耳塞封之。或嚼白梅封之。或用葱白搗爛敷上。加棉紙覆之。或嚼浮萍草敷之。絲即不行而愈。

聖惠方。急就其泡上。灼艾數十壯。仍於綠上數處。挑斷得生血乃生。

猴疳瘡

猴疳者。狀如圓癬色紅。從臀而起。漸及遍身。四圍皮脫。中露赤肉。若猴之狀。乃胎中毒邪。畜於腎臟而發。不急治必死。此症切忌洗浴。只用軟綿帛。蘸甘草湯揩淨用藥。

醫通方。大川連。生甘草各六分。乳香。沒藥。並炙。雄黃。水飛。各四分。青黛。研淨。硃砂。水飛。各分半。西牛黃一分。各為細末。和勻。每服一分五釐。蜜調。燈心湯下。日三服。夜二服。外用淨青黛二錢。黃栢微炒。閉口連翹炒黑。人中白。火煅醋淬。

各一錢。土貝母去心炒褐色五錢。共爲末。和勻。臨用入西牛黃。冰片各五分。麻油調敷。神效。

二粉散。菉豆粉一兩。標硃一錢。冰片三分。輕粉一分五釐。共爲細末。將金汁調。鵝毛蘸敷上。如無金汁。雪水亦可。或燈心甘草湯亦可。

胎瘤

兒初生。頭上胸乳間腫起。大如饅首。小如梅花。此胎中蘊熱。更兼血淤凝滯而成。須候小兒滿月已外。方可用針刺破。放出赤豆汁。或膿汁。其種卽消。若滿月後生者。必待膿鼓熟透。再針。內服五福化毒丹。方見大治。

背竅

小兒初生。背上有大孔竅一二個。其內有膜完護臟腑者得生。如無膜露見臟腑者。即死無救。如有膜者。以補中益氣湯與産母服之。兒自能長完。

補中益氣湯。用人參。黃芪各八分。白朮。甘草。陳皮各五分。升麻。柴胡各三分。當歸五分。水煎服。

湮尻瘡

初生小兒。手足頣下。頰肢窩腿了內。濕熱之氣蘊積湮爛成瘡。此乃乳母看顧不周所致。不可用他藥。只用伏龍肝一味。不拘多少。研細乾摻。以紙隔之。

大治方

青蒿丸。治小兒百病。白露節前。取青蒿莖內青蟲七條。飛淨硃砂一錢。輕粉五分。研不見星。同蟲研極爛。丸如黍米大。每服七丸。百晬以外服十四丸。將人乳研開。塗兒口中。與乳過下。

紫霜丸。代赭石一兩。火煅醋淬三五次。研細末。赤石脂一兩。杏仁六十粒。去皮尖研。巴豆三十粒。去油膜。共爲末。飯丸如麻子大。日服三丸。開水下。

黑白散。黑丑。白丑。俱半生半炒。大黃。檳榔。陳皮各五錢。甘草三錢。元明粉二錢。除檳榔不見火。餘五味焙研細。合檳榔末。元明粉和匀。每服五分。蜜湯調服。

蘇合香丸。蘇合香油五錢。入安息香內。安息香一兩。另爲末。用無灰酒半斤。熬膏。白檀香。青木香。丁香。沉香。蓽撥。香附子。訶子煨取肉。烏犀尖鎊。硃砂各一兩。薰陸香。片腦各五錢。麝香七錢半。右爲末。入安息香膏。煉蜜和劑如芡實大。用開水下。

琥珀抱龍丸。眞琥珀。天竺黃。檀香細剉。人參。白茯苓各一兩。粉草三兩去節。枳殼。枳實麩炒各一兩。硃砂五錢。飛。陳胆星一兩。山藥一斤。金箔半片。研極細。新汲水爲丸。硃砂爲衣。梧子大。每服一丸。薄荷湯下。

保嬰易知錄 補編

小兒雜症。病機紛如。非若初生胎疾。稟母氣之偏者居多。尚易捉摸也。然其致病之由。不外乎風寒暑濕燥火食痰。治以疏解通利。輕症易痊。茲選平穩簡易之方。以治初起之候。至于病深傳變。雖國工尚難之。非病家所能擇方圖治也。故不詳其說。至瘡瘍之治。亦具其大畧而已。

雜症類

風寒

開關散。治客邪初感。鼻塞垂涕。噴嚏不爽。用連鬚葱白頭七枚。生姜一塊。猪角皂末少許。共搗爛。攤紙上。置掌中合溫。

貼於顖門。其邪即解。

直指方。治發熱。不拘風寒飲食。時行瘟症。並宜用之。以葱涎入香油內。手指蘸油。摩擦小兒五心頭面項背四肢諸處。最能解毒涼肌。

景岳方。治外感症兼傷乳食。胸腹脹滿作痛。以連鬚葱白頭老生薑各四兩。生蘿蔔八兩。如無。以蘿蔔子四兩代之。三味共搗爛炒熟。用布作兩包。輪換罨熨胸腹痛處。久久無不豁然自開。汗出而愈。如數次炒乾。則以酒潤之。且不宜太熱。恐烙傷皮膚也。

普濟方。治感冒風寒。用紫蘇半斤。煎濃湯。將長大手巾摺數脣。蘸透略絞乾。乘熱擸胸前至肚上及臍下。用手在巾上旋摩。冷則再換數次得汗。則外邪盡解。且暖氣透腹。或有積滯。亦自下矣。

解表通治方。豆豉二錢。製半夏。陳皮各一錢。茯苓一錢。甘草二分。連鬚葱白三個。生薑三片。水煎服。如無汗。加羗活防風各一錢。煩渴加葛根一錢。燈心三十寸。天花粉二錢。惡寒加桂枝三分。頭痛加川芎。白芷各五分。咳嗽加杏仁。枳殼各一錢。痰多加竹茹一錢。枳實五分。喘逆加萊菔子。金沸草各一錢。傷乳食加乳炒大麥芽。神麯各二錢。嘔吐加藿香。砂仁各一錢。竈心土二錢。泄瀉加蒼朮一錢。煨木香五分。焦神麴二錢。腹痛加木香。赤芍。延胡各一錢。兼驚加鈎藤鈎三錢。薄荷葉五分。石菖蒲五分。瘧疾加柴胡。寒重桂枝四分。熱重黄芩一錢。或桂枝黄芩並用以和之。

參蘇飲。治非時感冒之兼虛象者。驚風痰熱嗽喘氣逆脾胃不和。用人參。紫蘇。前胡。葛根。半夏。赤茯苓各二錢。枳殼炒。陳皮。桔梗。甘草各一錢。木香五分。加姜一片。水煎服。此扶正散邪。總司內外之良方也。

加味金沸草湯。治風寒咳嗽。發熱無汗。頭痛鼻塞。痰鳴氣逆等症。用前胡。荆芥。旋覆花絹包。各一錢。橘紅五分。製半夏。杏仁各一錢半。枳殼八分。紫蘇一錢。桑白皮一錢半。加姜一片。葱二枝。水煎服。

五虎湯。治哮喘熱爲寒包之症。用麻黄七分。杏仁一錢。甘草四分。細辛二分。石膏二錢。引加細茶八分。和水煎服。此初感之表劑也。

暑濕

香薷飲。治傷暑鬱熱。或吐或瀉。皆治之。用香薷二錢。白稨豆一錢。厚朴姜汁炒一錢。如熱盛則去稨豆加黄連酒炒五分。如小便不利。加茯苓二錢。如有搐搦。加羌活一錢。鈎藤三錢。

六一散。治傷暑濕蒸。小便不利。用飛滑石三錢。甘草五分。辰砂飛五分。共研細末。清水調服。欲發汗。加薄荷一錢。豆豉三錢。葱頭三枝。煎湯服。

藿香正氣散。治霍亂吐瀉。心腹絞痛。及四時一切不正之氣。用廣藿香一錢五分。木瓜。厚朴。姜炒。木香。陳皮。半夏。製茯苓。桔梗。蒼朮。米泔炒。蘇葉。自汗多者去之。各一錢。炙甘草。嘔吐者去之。加生姜一片。大棗二枚。水煎服。

一。消暑丸。治上吐下瀉。卒然昏迷。表不發熱。製半夏。醋煑。二兩。茯苓一兩。生甘草五錢。共爲細末。生姜自然汁和丸。每服二錢。沸湯送下。

清熱滲濕方。治濕熱發黃。兼頭脹。舌白。帶黃。渴不欲飲。或腹脹。或便溏溺赤。或面目遍身發黃。用蒼朮一錢五分米泔浸炒。厚朴一錢。姜汁炒。茯苓二錢。澤瀉。黑山梔各一錢。生苡仁三錢。甘草二分。茵陳二錢。發黃者加入此味。蘆根湯煎服。如症重。量加酒炒大黃一錢。

燥火

益陰煎。治積熱傷陰。面塵口渴。舌絳唇乾。目眛。皮膚皺揭。筋攣爪枯。或嗽。或便祕溺黃。凡燥勝則乾之症。用白沙參。生地。麥冬去心各一錢。阿膠一錢。石斛。胡麻仁各三錢。茯苓。貝母。冬桑葉。蜜水拌各一錢半。生甘草。薄荷葉各五分。加淡竹葉廿張。水煎服。

加味導赤散。治心火蒸熱有汗。口渴舌紅。煩燥驚搐。小便短赤。用細生地三錢。木通五分。甘草稍三分。赤茯苓。黑山梔各一錢。淡竹葉廿張。燈心百寸。水煎服。如火甚者。加犀角一錢。兼肝火者。目直視頓悶。手撏衣領。或亂捻物。加黃連三分。薄荷五分。鈎藤鈎三錢。兼脾火者。唇口乾焦。加黃芩天花粉各一錢半。蘆根一兩搗汁。兼肺火者。手抓眉目鼻面。或痰喘氣逆。加桔梗。枳殼。桑白皮。牛胆。製南星各一錢。兼腎火者。足心熱。火起湧泉之下。加黃栢知母各一錢。肉桂三分。

痰食

加減二陳湯。治痰壅氣塞。呀呷作聲。用製半夏茯苓各二錢。陳皮去白一錢。甘草三分。生姜一小塊。水煎服。如白痰加蒼朮米泔浸炒一錢。黃痰去半夏。加酒炒黃芩一錢。貝母一錢五分。發熱頭痛鼻塞。加前胡蘇葉杏仁去皮尖各一錢。氣喘加枳實麩炒。甜葶藶隔紙炒各一錢。驚搐加白殭蠶去絲嘴酒洗炒。天麻煨。黑山梔各一錢。薄荷葉五分。

保嬰備要。治傷乳。用陳紅麴一錢半。砂仁五分。姜一片。水煎服。必節其乳乃效。

一得方。治一切傷食。將所食物原燒灰。加雞內金炙灰。磨枳實汁調服。即瘥。治傷諸肉食及生魚膾。用草菓麵包煨五分。焦山查肉一錢五分研末。姜湯調服。

傷麪筋糉子等物。諸藥不能消化。用本物拌綠礬燒灰。砂糖酒下。　傷糯米粉食。用炒酒藥。或酒麴三錢。砂糖姜湯下。　傷食索粉片。用紫蘇煎濃湯。加杏仁泥服之。　傷麪食傷荳腐。俱用生萊菔煎湯飲之。如無萊菔。以萊菔子煎湯亦效。　傷菓子生菜冷物。用木香砂仁各一錢。炮姜肉桂各三分。麝香少許。共研末。飯和杵作丸。炒山查煎湯下。

傷蠏腹痛者。用蘇葉一錢。生姜一塊。煎湯服。加丁香汁少許。尤效。　傷食蛋滿悶者。生姜大蒜泥。共搗汁。頻嚥之。

傷狗肉。用杏仁四兩去皮尖。和沸湯搗爛絞汁服之。二次必解。或以蘆根水煮汁飲之亦效。

橘半枳朮湯。治食滯胸滿惡心。噫氣吞酸。或吐或瀉。腸鳴腹脹腹痛。用枳實麩炒一錢。白朮土炒二錢。橘皮一錢。製半夏一錢。如寒症。面㿠白。舌胎白膩。口吐清水。出物不化。手足冷。得熱則腹痛稍解者。加乾姜炙甘草各五分。如熱症。面赤唇乾。口渴舌胎黃。出物酸臭者。加姜汁炒黃連七分。如腹痛甚者。加廣木香一錢。腹脹加大腹皮一錢。茯苓二錢。如嘔吐者。加藿香砂仁各一錢。如泄瀉者。加茯苓猪苓。澤瀉。夏月傷暑吐瀉者。六一散三錢。

小品奇方。治溺如米泔。以作酒麴炒為末。酒調下。或將糞蛆洗淨炙灰。米飲下。

經驗方。治小兒吃土。用輕粉一錢。沙糖和丸麻子大。空心米飲下三丸。良久泄出泥土瘥。又救急方。用乾黃土一塊。研細。濃煎黃連汁和土。晒乾與服。

保幼大全。治食土及一切生物。以綠礬爲末。猪胆汁丸如豆大。米飲下七丸。

大生要旨。治小兒喜吃茶葉生米。以蒼朮米泔浸炒。山梔炒各等分爲末。蒸餅爲丸。米飲下三十丸。

慎齋全書。治兒喜吃泥土瓦炭茶米等物。用訶子肉二兩。白朮。使君子肉炒各一兩。甘草五錢。麥芽炒八錢。共研細末。

將二錢同兒所喜食之物研末和勻。洋糖和服。

肥兒丸。治食積五疳。頭頂結核。臂瘦髮稀。發熱作渴。口瘡目翳。小便色白。腹大青筋等症。白朮三兩。將朮一兩煎汁。收入曬乾。同黃土炒。使君子肉炒。神麴炒。麥芽炒。山查肉炒。山藥炒。蓮肉炒。歸身酒炒各二兩。青皮。肉豆蔻麵包煨炒。黃連薑汁浸炒黑色各一兩。共為末。蒸餅調糊。稍加煉蜜為丸。木香一兩不見火。研末為衣。如麻子大。每服二錢。空心米飲下。如蒸熱。腹脹痛無定時。面時紅時白。口饞吐清水。為脾積化蟲。加乾蟾煅存性五枚。胡黃連。白雷丸。白蕪荑仁各一兩。名疳熱肥兒丸。

疳積方。治疳積已成。百藥不效。服此方甚驗。用赤石脂。海螵蛸。石決明。牡蠣。滑石各一兩八錢。黃丹一兩二錢。硃砂四錢。各味爲末。水飛晒乾。逐一秤準和勻。每服三分。用犍猪肝五錢。竹刀劈開。摻藥在內。用米泔水煮熟。食肝飲湯。

保和丸。健運水穀。用白朮。山查炒各二兩。神麯炒。半夏製。茯苓。橘皮。麥芽炒各一兩。連翹。殼萊菔子炒各五錢。共爲末。米飲爲丸。開水下二三錢。

八珍粉。調理脾胃。用苡芢粉。白扁荳。蓮肉。芡實。茯苓。懷山藥皆炒各二兩。砂仁炒四錢。加香稻米炒黃磨粉一斤。白糖水和。或刻作糕烘脆。或調作糊與服俱可。

瘡瘍類

白禿瘡。頭生白痂。癢甚不痛。延久髮落。即成禿瘡。初起宜肥油膏擦之。用番木鼈六錢。當歸。藜蘆各五錢。黃柏。苦參。杏仁。狼毒。白附子各三錢。鯉魚膽十枚。用油十兩。將前藥入油內熬至黑黃色。去渣。加黃蠟一兩二錢溶化盡。用布濾過。罐收。每用少許。用藍布裹于手指。蘸油擦瘡。久用必效。如已成禿瘡者。先宜艾葉。鴿糞煎湯。洗淨瘡痂。再用豬肉湯洗之。隨以躑躅花油塗以殺蟲。方用躑躅花根四兩。搗爛。用菜油一盌。煤枯去渣。加黃蠟少許。布濾。候冷。青布蘸擦。日用三次。氈帽戴之。勿令見風。

蟮拱頭。一名螻蛄癤。生于頭上。未破如曲鱔拱頭。破後如螻蛄串穴。瘡口雖斂。起時又發。三五相聯。纏綿難斂。治法先以花椒水洗淨膿。將瘡四腳串空之皮剪通。使膿無藏處。再將蜜陀僧四兩胞衣瓶內陳石灰三兩研爲細末。陳香油調敷于瘡上。不可空缺。以厚爲妙。護以棉紙着肉緊貼。不可揭動。聽其自乾自落卽愈。

戀眉瘡。生于兩眉之間。如疥如瘡。以青金散治之。松香二兩。蛤粉五錢。青黛二錢五分爲末。柏油調搽。或乾摻之。或加輕粉枯礬各三錢。治胎毒疥癩。甚效。如瘡退眉毛不生者。以黑驢屎燒研。香油塗之。立效。

翻皮瘡。眼皮外翻。如以舌舐唇之狀。治法以熟石膏。梔子仁各二錢。生甘草六錢。防風酒拌微炒四錢。猪簽草酒蒸晒乾八錢。共為細末。將二錢滾水調服。以二錢煎湯洗瘡。

旋耳瘡生于耳後縫間。延及耳摺上下。如刀裂之狀。色紅時津黃水。此瘡月盈則盛。月虧則衰。是以又名月蝕瘡。以穿粉散搽之卽愈。方用輕粉研隔紙微炒。穿山甲炙。鉛粉。黃丹水飛過。各三錢。共研細。香油調敷。又方。以蚯蚓糞燒研。猪油和敷之。

耳癤。耳內悶腫出膿。以滴耳油治之。方用核桃仁研爛。擠油去滓。得油一錢。入冰片二分。每用少許滴耳內。一方用黃蓮蜜炙。兒茶枯白礬各一錢。胭脂煆存性一錢。青黛五分。輕粉冰片麝香各少許。研勻。先用棉杖攪去膿水。另以柳杖蘸藥。摻入耳底。

鼻䘌瘡。生于鼻下兩旁。色紫斑爛。膿汁浸淫。癢而不痛。宜搽青蛤散。方用蛤粉煆五錢。青黛一錢半。熟石膏五錢。輕粉黃栢各二錢半。共研末。先用香油調成塊。次加涼水調稀薄。塗瘡處。

唇腫。以雞心檳榔一個炙存性研末。加冰片少許。香油調敷即愈。

一。口糜。滿口糜爛。色紅作痛。甚則腮舌俱腫。聯及咽喉。不能飲食宜。治以赴筵散。方用黃芩。黃連。生梔子。乾姜。黃栢。細辛各等分。共研細末。每用少許。搽于患處。

一。走馬牙疳。此症多由癖疾積火。疹痘餘毒上攻。最爲迅速。牙根作爛。隨變黑腐。臭穢難聞。先用韭根。松蘿茶各二錢。煎成濃汁。乘熱以雞翎蘸洗患處。去淨腐肉。再以溺白散敷之。方用溺垢。即婦人屎桶中白鹻。火煅五錢。白霜梅燒存性。白枯礬各二錢。共研細末。日敷三次。再以青蓮膏貼之。方用青黛二錢。乳香。輕粉各一錢。白砒一分。共爲細末。香油調稠。薄攤紙上。用鎚槌打結實。陰乾。每于臥時用泔水洗淨。拭乾。隨瘡大小。煎膏藥貼之。至曉揭去。再以泔水洗淨吐之。至晚再貼。

又方。真珠。牛黃各五分。冰片八分。廣木香一錢二分。銅綠二錢五分。人中白三錢煅。穿腸骨一錢煅。即狗屎中未化骨。于白色屎內尋之即得。金棗砒一枚。用紅棗一個去核。以紅砒黃豆大一粒入棗內。濕紙重重包裹。慢火上煅至烟淨。共藥八味。共研細末。秤準和勻。先用防風二錢。馬兜鈴三錢。甘草一錢煎湯洗患處。以毛青布拭淨毒血。用藥一分。磨陳京墨調藥搽之。大有神功。

齒慝。齒內生蟲。齒根脹痛。腐爛時出膿水。用雀麥連梃一把。苦瓠葉三十片洗淨。將麥梃剪長二寸。以瓠葉裹作五色。廣一寸。厚五分。三年陳醋漬之。至日中時。以兩包火中炮炙令熱。納口中熨齒外。冷更易之。取包置水中視之。即有蟲。長三分。老者黃色。新者白色。其效如神。

鑽牙疳。牙根肉內鑽出骨尖如刺。疼痛異常。法用鈹鍼就患處刺開好肉。連牙齊根取出。若血出不止。以浸冷濕紙換貼。以一字散搽之。牙即重生。方見懸癰。

舌瘡。舌上生瘡。飲乳不得。以野薔薇根剉碎。每用三錢。煎湯去滓。乘熱頻頻洗之。又千金方。以蜂房燒灰。屋間塵各等分。和勻敷之。又方。以桑白汁塗乳。與兒飲之。又方。以烏賊魚骨去殼燒研末。生雞子黃和塗之。

承漿瘡。生于唇下。成小片赤爛。輕者用甑蓋上炊流汁塗之。

重者以青蛤散塗之。方見前鼻慝。兩口角之生瘡治法同。

燕窩瘡。生于下頦。俗名羊鬍子瘡。初生小者如粟。大者如豆。色紅熱痒微痛。治以碧玉散搽之。方用黃栢末紅棗肉燒灰存性各五錢。研細末。香油調敷患處。又方。用鼠屎研末。香油調搽。

痰核瘡。生于頸項。頑核不消。累累如貫珠。此症有落草時已患者。用赤小豆。猪牙皂莢。硝石。黃檗。木鱉子各半兩為末。雞子清調敷患處。久之核消。

丹毒。頭面及身皮膚忽生火丹。發起赤腫而暈。有小碎瘡生紅暈上。瘡初發如錢。漸漸暈開。亘久遍身。入口耳。到臟腑。

卽不救。此證可畏。速治之。大甘草一兩拍破。入水一盞煎湯。溫溫令乳母口呷含嗽。徐徐吐淋病處。以手掌與指。不得犯指甲。仍與兒甘草湯吃。毒卽不暈開。良久再淋三度。立瘥。以下十二症發無定處。

天泡瘡。狀如水泡。以黃金散敷之。方用黃柏飛滑石甘草研末。挑去泡中之水。摻之。或以香油調敷。以龍蠶散治之亦效。方見痞癖。

黃水瘡。初如粟米。癢而兼痛。破流黃水。浸淫成片。隨處可生。熱甚用青蛤散敷之。方見鼻慝。濕甚用碧玉散敷之。方見燕窩瘡。或以烏雲膏通治。亦甚效。方見胎癬。

浸淫瘡。初出甚小。後有濃汁浸淫不已。漸大綿延。多生于面部。亦有延及遍身者。方用薏苡米一兩。黃丹六錢。黃柏四錢。吳萸二錢。濕則摻之。乾則香油調敷。此方治一切疥癩肥水瘡。極效。又方。用鯽魚一尾長二三寸者。豆豉一合。研末和杵如膏塗之。又方。伏龍肝末一錢。亂髮燒灰一錢爲末。猪脂和塗之。

黃爛瘡。其瘡初生如麻子。須臾皰漿出濃爛。如湯火所傷。用黃連末。胡粉各一兩。研勻。香油調敷之。又方。桃仁去皮研細。以香油塗之。

疥瘡。凡疥瘡先從手丫生起。繞遍週身。有乾濕二種。其瘙癢皮枯而起曰屑者。曰乾疥。癢痛相兼而含濃水者。曰濕疥。
治乾疥以繡毬丸。方用川椒。輕粉。樟腦。雄黃。枯白礬。水銀各二錢。共研末。大風子肉一百枚。和末碾勻。加柏油一兩。和搗作丸。以二掌合搓如圓眼大。先以鼻聞。次擦患處。治濕疥以臭靈丹。方用硫黃末。油核桃。生猪脂油各一兩。水銀二錢。同搗至水銀不見星成膏。擦患處。此方並治膿窩瘡。一方用白芷。蒼朮各二錢。當歸。荆芥。金銀花各五分。桑枝。柳枝。槐枝各一兩。全葱十莖煎湯。乘熱先薰後洗。五三次甚效。
瘖癗。俗名鬼飯疙瘩。初起皮膚作癢。次發遍疙瘩如形豆瓣。

堆壘成片。用龍蠶散治之。方用晚蠶沙一兩。薄荷葉二錢。

研末和勻香油調塗之。

葡萄疫偏身結成大小青紫斑點。色狀若葡萄。惟腿脛居多。甚則邪攻牙齦。腐臭出血。形類牙疳。而青紫斑點。其色反退。宜內服羚羊角散。方用羚羊角鎊。麥冬。黃芩。知母。牛蒡子。防風。元參各八分。生甘草二分。淡竹葉十片。水煎服。外用非疳散。方用冰片四分。人中白煅去臭氣存性。五倍子炒茶褐色存性各一兩。共研末。先用米泔水洗口。後搽之。手搔成瘡。用蘆甘石煅存性。去火氣。加冰片少許研細。豬板油蒸化調敷之。

痱子。生于暑月。綠豆粉。飛滑石等分。加輕粉少許研細。以舊棉蘸藥撲之。

暑癤或不避烈日。或藏頭乳母懷中睡覺。受熱氣薰蒸。致成暑癤方。用蝸牛。即硬殼蜒蝣。同銀硃搗爛。揑作錠子。陰乾。暑月熱癤初起。水磨。將筆圈塗四圍。即消。又方。黃梅水時。取新出蝦蟆。黑而細者。置瓶內。水蓋口蠟封埋地下。久化成水取出蘸搽之。立效。

凍瘡死血。用雄野雞腦子同白蠟研搗如泥。入陳香油調如稀糊。隔水燉熱。用毛青布乘熱蘸塗瘡上。冷則再塗。常令溫潤。無不效者。又方。于六月初六十六廿六等日。用獨頭蒜杵爛。日中晒熱。塗于發過凍瘡之處。即于日中曬乾。忌患處著水。依法塗三次。永不再發。

陰腫丸。陰囊腫大。或痛或不痛。或二子入腹。或二便不利。以立消散敷之。方用赤小豆。風化硝。赤芍。枳殼。商陸各五錢。俱不宜見火。晒乾研末。用側柏煎湯調敷患處。

陰瘡。治陰囊生瘡腫痛。水出不瘥。用臘茶煎方。臘茶五倍子各五錢。膩粉少許。其爲末。先用葱椒湯洗。後用香油調敷。

又小品必效方。見胎症陰囊腫墜。

肛門作癢。此蟲蝕也。視其下唇內。必生小白瘡。或耳前後結小核如串珠者。即是也。用雄黃。銅綠等分爲末。撤之即效。

鐵針誤入咽喉。用癩蝦蟆數個。將頭剁去。倒垂流血。以盌接之。得盃許。灌入喉中。移時連針吐出。針自軟曲。一方用箸籬煅存性。研末每服三錢。黃酒調服。亦能化針。或用飴糖一斤。食盡便出。

誤吞諸物。如吞銅物。多吃荸薺。能軟銅從大便出。若誤吞鐵物。用活磁石一錢。樸硝二錢。並研末。以熱猪油同煉蜜調藥末嚥下。必從大便出。凡硬物入腹。腸中不能轉送。多食青菜猪油。自然與糞同出。甚效。

骨梗咽喉。凡誤吞魚骨者。用河中養蓄活鴨。倒掛垂涎。以盌接之。令患人仰臥灌下。其骨盡化。誤吞禽獸骨者。用狗一隻。倒掛取涎。如前法灌之。甚效。

竹木刺入肉。淺者以鍼撥出。或深者。或係鐵鍼硬物。搗螻蛄塗之。少時卽出。

湯火傷。凡湯燙火燒。皮膚痛甚。外起燎炮。卽將炮挑破泄毒。初傷用冷燒酒一盃。于無意中望患者胸前一潑。彼吃一驚。其氣必一吸一呵。則內之熱毒隨呵而出矣。再頻以童便灌之。外用淸涼膏塗之。方見初生無皮。解毒止痛。不致臭爛。次以罌粟膏塗之。方以罌粟十五朵。如無花。以殼代之。將香油四兩煠枯濾淨。入白蠟三錢溶化盡。傾入盌中。待將凝之時。下輕粉二錢。攪勻俟冷。用抿䁾腳挑膏。手心中搽化。

搽于傷處。棉紙蓋之。日換二次。其痛自止。次日用軟帛挹淨腐皮。再搽之。如生膿。以黃連膏貼之則收斂。方用黃蓮三錢。當歸尾五錢。生地一兩。黃柏三錢。姜黃三錢。香油十二兩。將藥煠枯。澇去渣。下黃臘四兩溶化盡。用夏布將油濾淨。傾入磁盌內。以柳枝不時攪之。俟凝爲度。又方。湯火傷。以狗油塗之。又方。以蚯蚓糞煅紅爲末。雞子青調敷。又方。以青苔晒乾研末。香油調塗之。此症初終禁用冷水井泥浸湯傷處。恐毒閉于內。寒滯于內。致成不救也。

眯目誤觸諸物。入眼。粘貼不出。眼皮疼痛難開。急磨金墨塗于眼內。閉少刻。翻轉眼皮。以骨簪挑去。卽愈。一方以手爪抓下頭髮中垢膩點入眼中物即出。若飛絲入目。細刮人指甲和末。以口水點入立效。一方以石菖蒲槌碎。左目塞右鼻。右目塞左鼻。或姜汁。或桑樹白汁。皆可點之。若烟渣入目。須將亂頭髮或綜嬰緩緩揉之。不可湯洗。麥芒入目。以大麥煎湯洗之即出。

跌墜傷。以全葱。全當歸。酒潤同搗爛。敷傷處。一方用生梔子同飛羅麵搗塗之。以布纏裹。拔出青毒即消。一方以淨黃土一塊。將人尿浸拌炒熱。絹包熨之。以久熨爲妙。

中醫臨床經典⑧

保嬰易知錄

LG008

（聯合出版單位）

文興出版事業有限公司

地　址：臺中市西屯區漢口路2段231號

電　話：(04)23160278　傳　眞：(04)23124123

名山堂文化事業有限公司

地　址：臺北市中正區羅斯福路3段312號8樓

電　話：(02)23658492　傳　眞：(02)23644832

發行人：洪心容

總策劃：黃世勳、黃心潔

作　者：吳寧瀾

執行監製：賀曉帆

美術編輯：謝靜宜

封面設計：謝靜宜

印　刷：上立紙品印刷股份有限公司

地　址：臺中市西屯區永輝路88號

電　話：(04)23175495　傳　眞：(04)23175496

總經銷：紅螞蟻圖書有限公司

地　址：臺北市內湖區舊宗路2段121巷28號4樓

電　話：(02)27953656　傳　眞：(02)27954100

初　版：西元2005年7月

定　價：新臺幣200元整

ISBN：986-81200-1-2(平裝)

郵政劃撥

戶名：文興出版事業有限公司　帳號：22539747

國家圖書館出版品預行編目資料

保嬰易知錄 / (清) 吳寧瀾撰. -- 初版. --
臺中市 : 文興出版 , 2005〔民94〕
面 ;　　公分. -- (中醫臨床經典 ; 8)
ISBN 986-81200-1-2 (平裝)
1.兒科 (中醫)
413.7　　　　　　　　　　94007849